Ton corps et toi

Le cœur et les poumons

Jane Saunderson

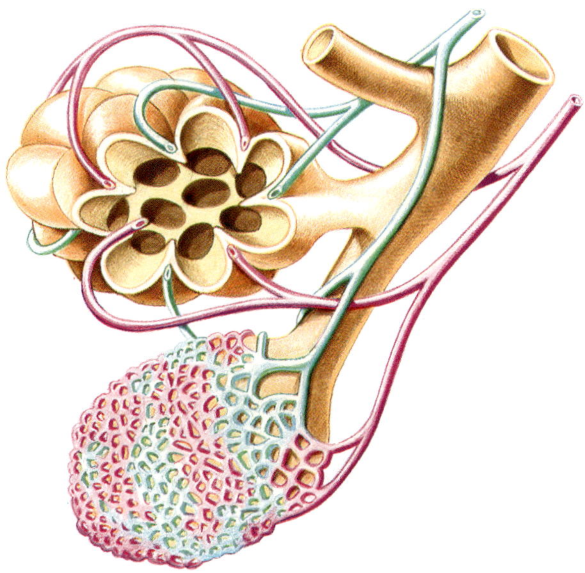

Illustrations de

Andrew Farmer et **Robina Green**

Adaptation française

de **Claudine Azoulay**

ÉDITIONS HÉRITAGE INC. – ÉDITIONS GAMMA

L'édition originale de cet ouvrage
a paru sous le titre : **Heart and Lungs**

Adaptation française de Claudine Azoulay

Dépôts légaux : 3e trimestre 1992
Bibliothèque nationale du Québec
Bibliothèque nationale du Canada

ISBN : 2-7625-6996-6

Exclusivité en Europe :
Éditions Gamma, Tournai, 1992
D/1992/0195/77

ISBN : 2-7130-1363-1

Imprimé à Singapour
par Star Standard Industries Pte. Ltd.

Illustrations

Andrew Farmer couvertures recto et verso, pages 1, 2, 3, 4, 6, 9, 10, 11, 12/13, 14/15, 15, 17, 18, 20, 22/23

Robina Green couverture recto, pages 5, 12, 24, 25, 26, 28, 29

Autres illustrations : Cooper-Wilson

Photographies

Science Photo Library couverture recto,
page 27 (en haut)
(CNR 1) pages 7, 13, 19, 24
(Gary Settles) page 11
(NIBSC) page 22
(Astrid et Hans-Frieder Michler)
page 27 (en bas)

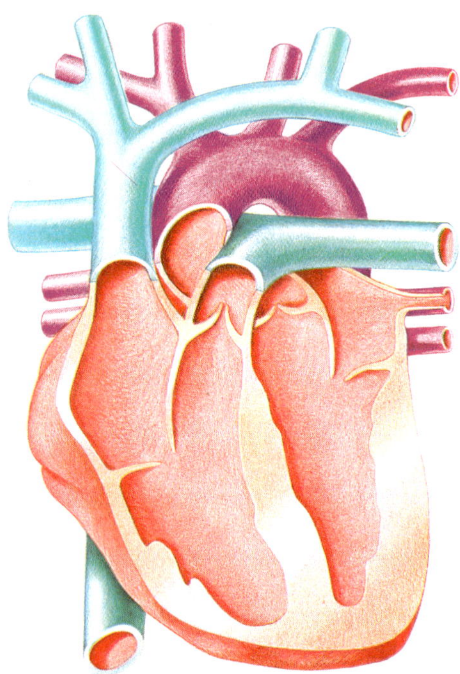

Sommaire

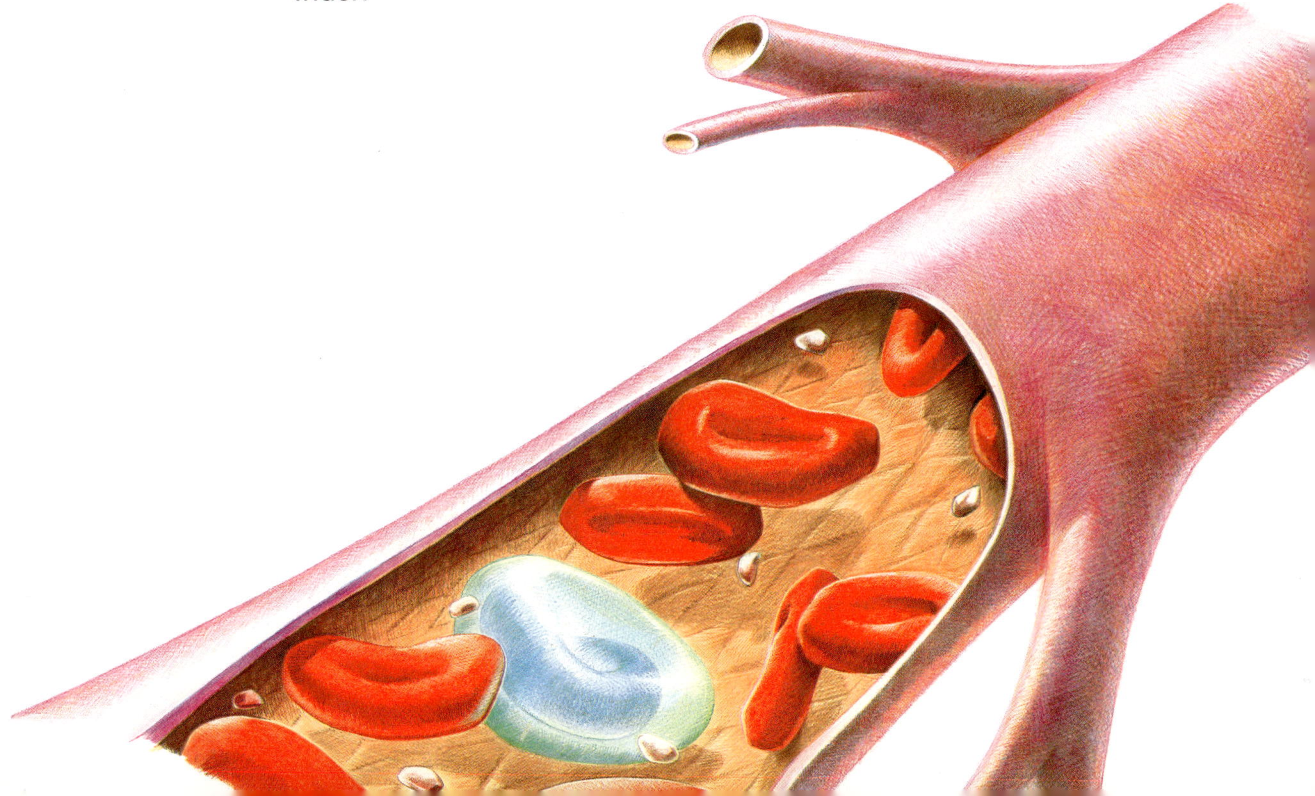

À quoi servent ton cœur et tes poumons?

Tu es un être vivant fait de millions de minuscules particules appelées *cellules*. Bien que toutes les cellules possèdent des caractéristiques semblables, leur forme et leur taille dépendent de la tâche qu'elles effectuent dans le corps ainsi que de l'endroit où elles se trouvent. Les cellules se regroupent entre elles pour former les *tissus* de ton organisme.

Voici deux exemples de cellules présentes dans ton corps: les *cellules nerveuses*, qui transportent les messages entre le cerveau et le reste du corps, sont différentes des *cellules épithéliales* qui, elles, tapissent ton estomac et sécrètent des sucs nécessaires à ta digestion.

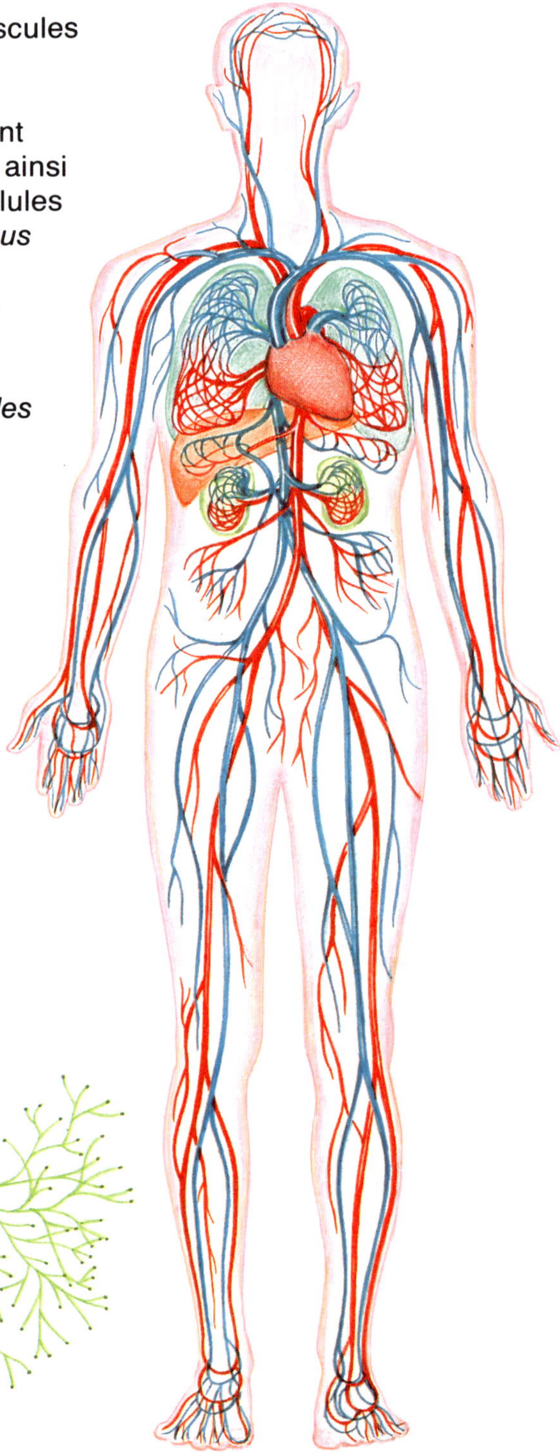

► Les cellules ont besoin de nourriture et d'oxygène. Grâce à tes poumons, l'oxygène peut passer dans la circulation sanguine. Ton cœur pompe le sang dans tout ton corps, distribuant ainsi aux cellules nourriture et oxygène.

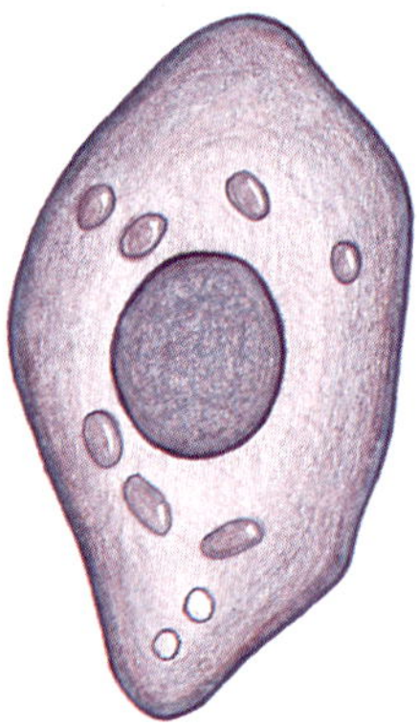

cellule épithéliale

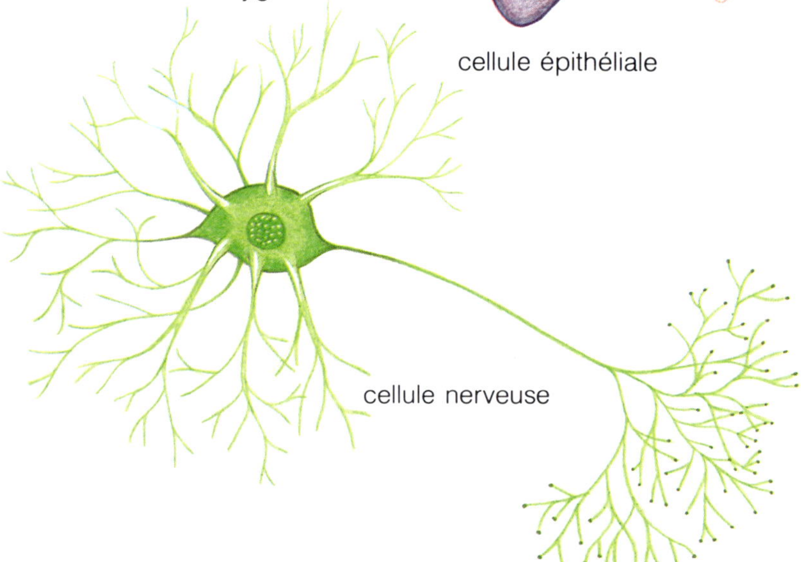

cellule nerveuse

Ton corps est fait de millions et de millions de cellules! Ces cellules sont actives et ont besoin de nourriture pour produire de l'énergie. Elles produisent de l'énergie en absorbant les aliments qu'elles combinent avec l'oxygène. L'oxygène est le carburant indispensable à toutes les réactions chimiques qui s'effectuent dans le corps, tout comme l'essence est le carburant indispensable à une automobile.

Tu vis sur une planète dont l'atmosphère est riche en oxygène. Comment la nourriture que tu manges et l'oxygène que tu respires se rendent-ils là où tu en as besoin? C'est grâce à ton cœur et à tes poumons.

Lorsque tu respires, l'air chargé d'oxygène se rend à tes poumons. De là, il passe dans ton sang et se change en gaz carbonique, un déchet rejeté de ton corps quand tu expires.

Ton cœur et tes vaisseaux sanguins constituent le réseau de transport principal de ton organisme. Ton cœur distribue du sang à tout ton corps par l'intermédiaire de plusieurs kilomètres de vaisseaux sanguins. Le sang fournit nourriture et oxygène à toutes les cellules de ton corps. Il les débarrasse également de leurs déchets.

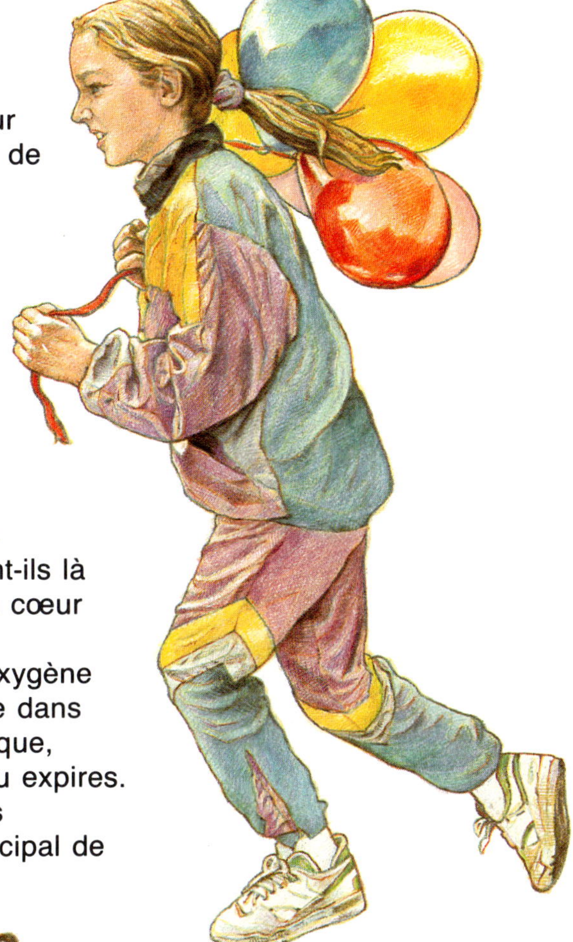

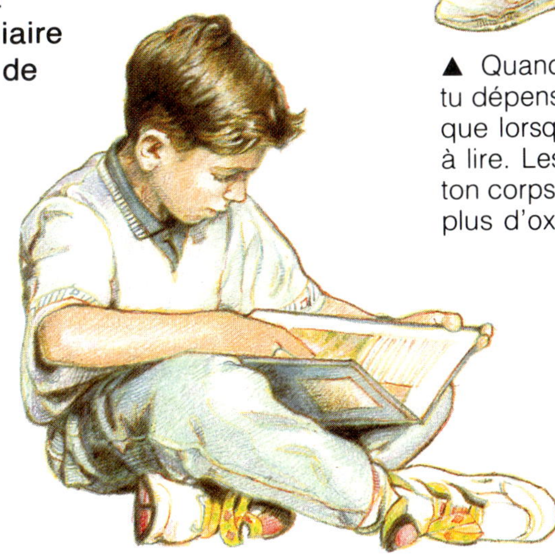

▲ Quand tu cours, tu dépenses plus d'énergie que lorsque tu restes assis à lire. Les cellules de ton corps ont besoin de plus d'oxygène; tu respires donc plus vite et ton cœur bat plus rapidement afin d'envoyer davantage de sang aux cellules.

L'air et tes poumons

L'air que tu respires est composé de différents gaz. Environ 21 % de l'air est de l'oxygène, le gaz dont tes cellules ont le plus besoin. L'air renferme également de l'azote (environ 78 %) ainsi que de petites quantités d'argon, de gaz carbonique et d'autres gaz.

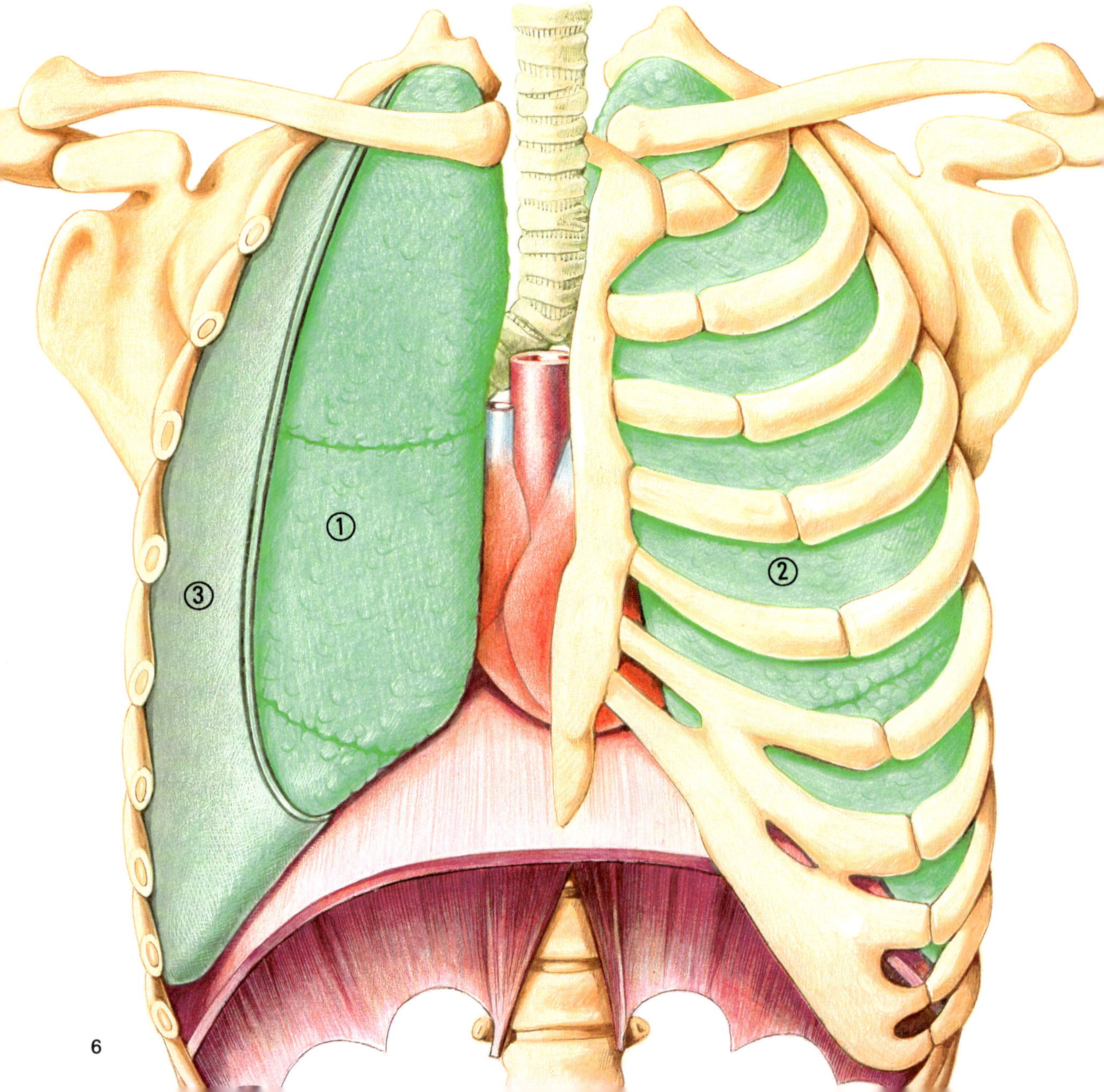

Les arbres et les plantes respirent eux aussi. Durant le jour, ils absorbent du gaz carbonique et rejettent de l'oxygène. La nuit, c'est l'inverse. Grâce à ce phénomène, il y a toujours un bon équilibre gazeux dans l'atmosphère de notre planète.

1 **Ton poumon droit possède trois compartiments appelés *lobes*.**

2 **Ton poumon gauche ne possède que deux lobes, pour laisser de la place à ton cœur qui se loge entre tes deux poumons.**

3 **Tes poumons sont retenus à l'intérieur de ta cage thoracique au moyen d'une «peau», la *plèvre*, étanche à l'air et formée de deux feuillets. Le feuillet *viscéral* recouvre la surface extérieure de tes poumons. Le feuillet *pariétal* adhère à ta cage thoracique. Entre ces deux feuillets, il y a une petite quantité de liquide épais. Grâce à ce liquide, les feuillets glissent facilement l'un contre l'autre quand tu respires.**

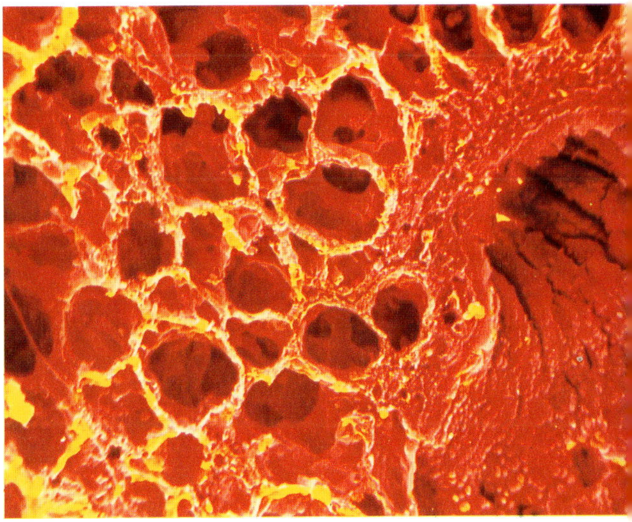

▲ Sur cette photo agrandie d'une coupe d'un poumon, on voit des alvéoles. Ils sont recouverts de minuscules vaisseaux sanguins. L'air arrive jusqu'aux alvéoles par des conduits appelés bronchioles. Tu peux voir une bronchiole à droite sur la photo.

L'air entre dans tes poumons par de nombreux conduits aériens humides. Les poumons ne sont pas des organes creux. Ils ressemblent à des éponges élastiques qui renferment des millions de petits sacs, les *alvéoles*. Si on étalait ces sacs par terre, ils couvriraient la moitié d'un terrain de tennis!

Les poumons sont de gros organes qui occupent presque toute ta cage thoracique. À eux deux, ils pèsent environ un kilo.

Comment l'air entre-t-il dans tes poumons?

Dans ton *thorax*, le cœur et les poumons sont séparés des autres organes présents dans ton *abdomen* (estomac, foie et intestins) par un large muscle en forme de dôme, le *diaphragme*. Celui-ci s'étend de ta colonne vertébrale jusqu'à l'avant et sur les côtés de ta cage thoracique, et est le muscle principal de la respiration. Il est rattaché à la base de tes poumons par la plèvre. Une contraction trop forte de ton diaphragme provoque le hoquet.

Entre tes côtes se trouvent de plus petits muscles qui permettent à ta cage thoracique d'augmenter ou de diminuer de volume. Ce sont les *muscles intercostaux*.

Quand tu inspires, les muscles intercostaux se contractent, donc les côtes se soulèvent et s'écartent. Simultanément, le diaphragme se contracte et s'abaisse. Ces deux mécanismes

▼ L'air entre dans tes poumons (*à gauche*) quand ta cage thoracique augmente de volume et que ton diaphragme s'abaisse. Quand tu expires (*à droite*), tes côtes rentrent et ton diaphragme remonte.

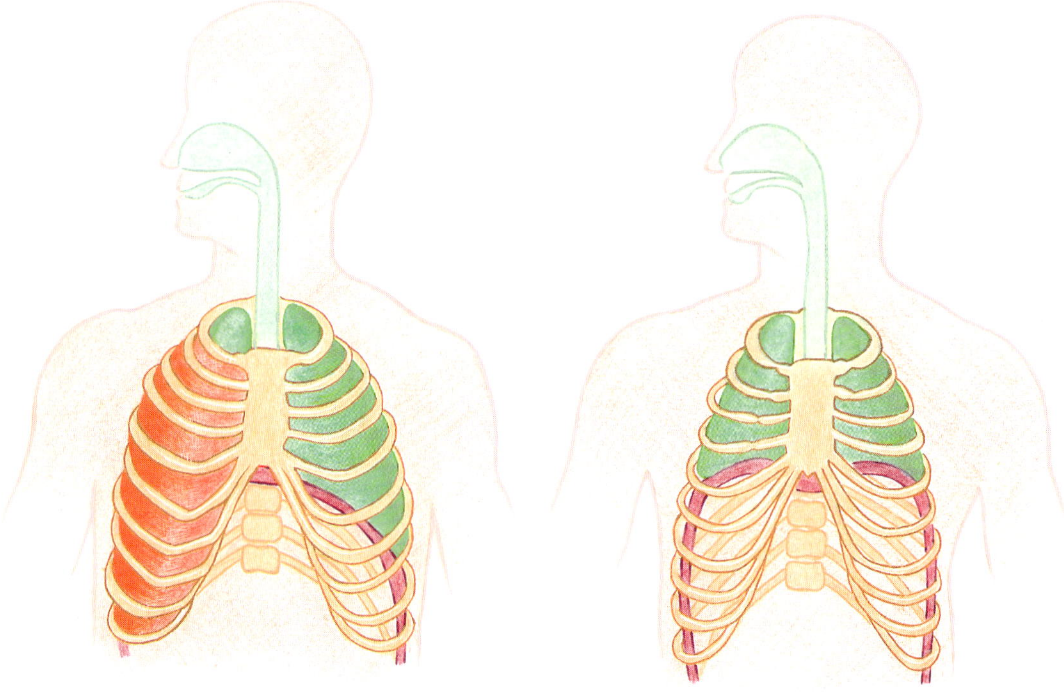

permettent au tissu pulmonaire de s'étirer et d'augmenter l'espace dans ta cage thoracique. Quand les poumons augmentent de volume, la pression de l'air en eux diminue. L'air extérieur pénètre alors pour équilibrer la pression.

Quand tu expires, les muscles intercostaux et le diaphragme se relâchent. Tes côtes rentrent et le diaphragme remonte, diminuant ainsi l'espace à l'intérieur de ta cage thoracique. Tes poumons élastiques retrouvent leur taille initiale, la pression à l'intérieur des poumons augmente, l'air est alors rejeté.

Combien de fois as-tu inspiré et expiré depuis que tu as commencé à lire cette page? La plupart du temps, nous respirons sans même nous en rendre compte. Un adulte peut inspirer et expirer plus de 20 000 fois par jour. La respiration est contrôlée par la partie inférieure de notre cerveau, qui s'occupe de nombreuses activités que notre corps fait automatiquement. Le cerveau vérifie continuellement les quantités d'oxygène et de gaz carbonique présentes dans notre sang. Si nous n'avons pas assez d'oxygène ou si nous avons trop de gaz carbonique, notre cerveau envoie un message, par l'intermédiaire des nerfs, aux muscles de la respiration pour qu'ils nous fassent respirer plus vite.

Quand tu cours, les cellules de ton corps ont besoin de plus d'oxygène, tu respires donc plus vite. Quand tu dors, les cellules ont besoin de moins d'oxygène, tu respires donc plus lentement. Parfois, lorsqu'on est angoissé ou qu'on a peur, on a le souffle coupé. Si cela t'arrive, détends-toi et laisse ta poitrine respirer librement.

▼ Le cerveau est le centre de commande de tout le corps. Sur sa surface externe, la partie supérieure du cerveau possède des replis et des sillons. C'est ici que tu penses, mémorises des connaissances, entends et comprends ce qu'on te dit, contrôles tes mouvements, as des sensations, et bien d'autres choses encore. La partie inférieure du cerveau, en forme de tige, contrôle de nombreuses fonctions automatiques de ton corps, entre autres le rythme de ta respiration.

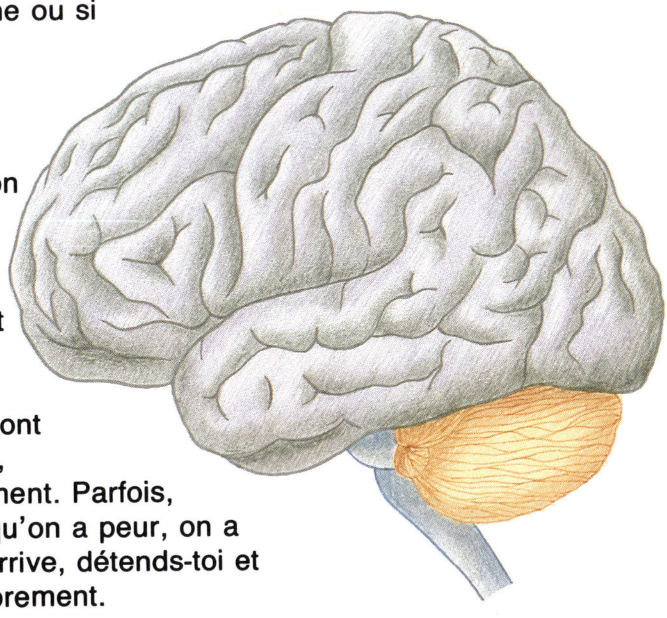

Ton nez

Le plus souvent, tu respires par le nez. Celui-ci est formé de deux *fosses nasales* séparées par une cloison. Il arrive que tu aies besoin de respirer par la bouche. Ton nez peut être bouché à cause d'un rhume ; ou encore si tu fais beaucoup d'exercice, tu as besoin de plus d'oxygène que peut en absorber ton nez. Mais ce sont là des exceptions : c'est par ton nez que l'air est supposé commencer son long périple jusqu'à tes poumons, car ton nez accomplit de nombreuses tâches utiles.

▼ Ton nez humidifie, nettoie et réchauffe l'air extérieur. C'est le nerf olfactif situé à la partie supérieure de tes fosses nasales qui te permet de sentir. Si ton nez te chatouille, tu vas éternuer pour en nettoyer les conduits.

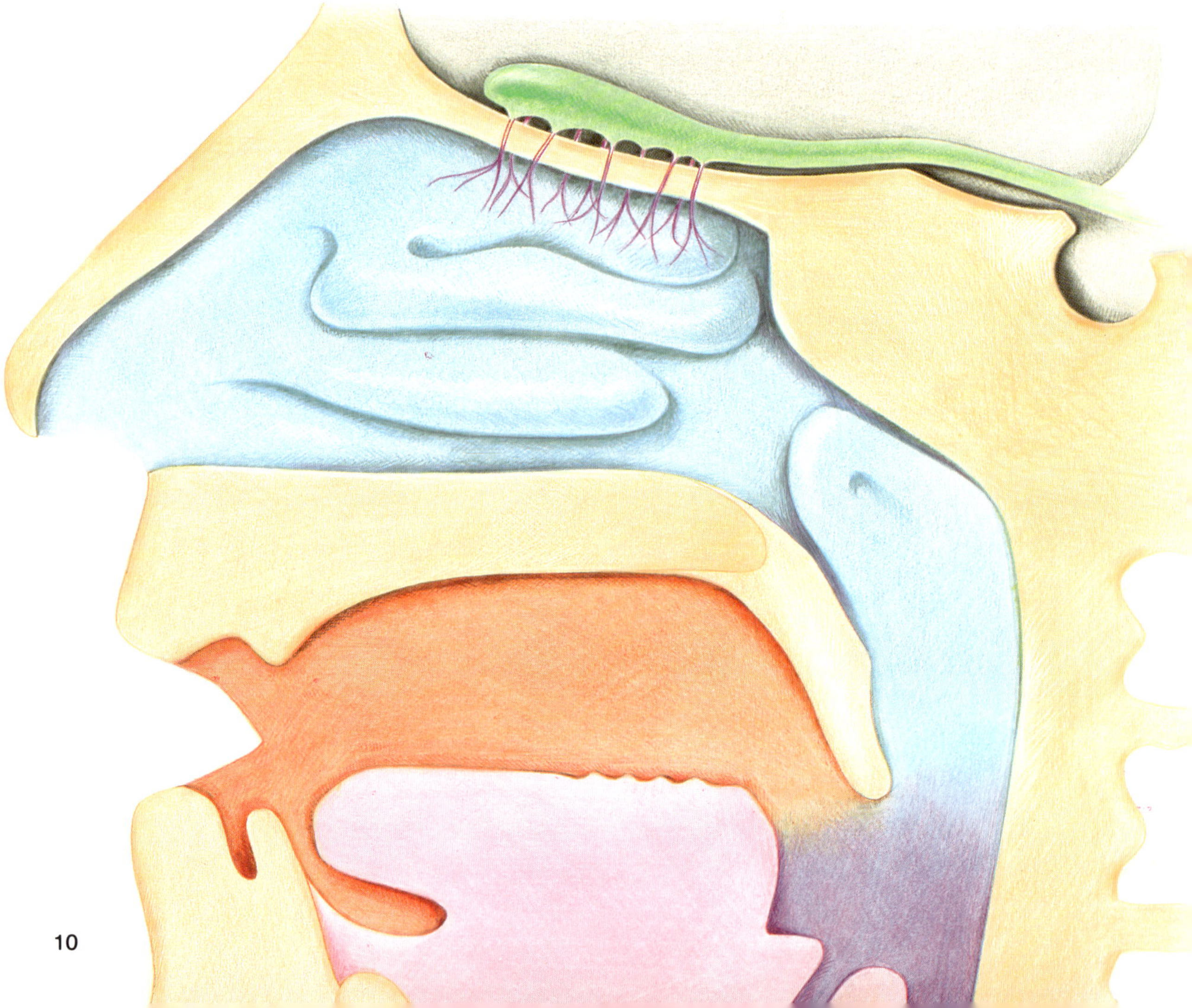

Le contrôle de l'humidité. La *muqueuse* qui tapisse les parois de ton nez produit un mucus gluant qui humidifie l'air au besoin. Sinon, les conduits aériens menant à tes poumons risqueraient de se dessécher.

Le nettoyage de l'air. Ton nez purifie l'air qui entre par tes narines. Des poils situés à l'entrée du nez filtrent les saletés. Les particules plus fines se collent au mucus et retournent à l'entrée de ton nez, ou vers ta gorge pour y être avalées. Ce travail est effectué par des centaines de cils qui tapissent les parois de ton nez. Tu peux constater l'efficacité de ce système de nettoyage en te mouchant après une journée passée dans une grande ville.

Le contrôle de la température. Une fois dans ton nez, l'air se réchauffe à la température de ton corps (37°C) afin qu'il ne fasse pas mal à tes poumons. Quand tu respires doucement, l'air entre dans ton nez à une vitesse d'environ six kilomètres à l'heure.

L'odorat. Quand tu sens des roses ou du fromage, des petites particules odorantes transportées par l'air pénètrent dans ton nez. Elles se dissolvent dans la muqueuse nasale. Le *nerf olfactif* envoie ensuite un message à ton cerveau qui reconnaît l'odeur.

L'éternuement. Quand tu as pris froid ou que tu as le rhume des foins, ton nez se bouche. La muqueuse de ton nez enfle et sécrète trop de mucus. L'air ne peut donc plus entrer. Si quelque chose chatouille ou irrite ton nez, il réagit en te faisant éternuer. Un éternuement vigoureux peut atteindre une vitesse de 60 à 100 km/h! C'est de cette façon que ton nez peut se débarrasser des particules indésirables.

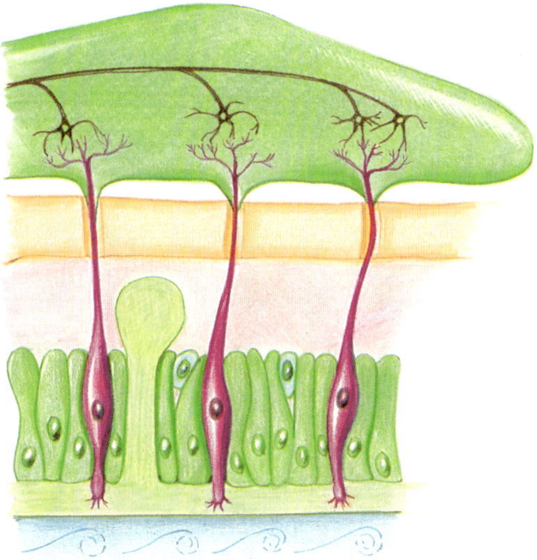

▲ Les particules odorantes se dissolvent dans la muqueuse. Elles stimulent le nerf olfactif qui envoie un message au cerveau. Voilà comment tu sens.

▼ Lorsque tu éternues, de l'air, du mucus et des particules sont violemment expulsés.

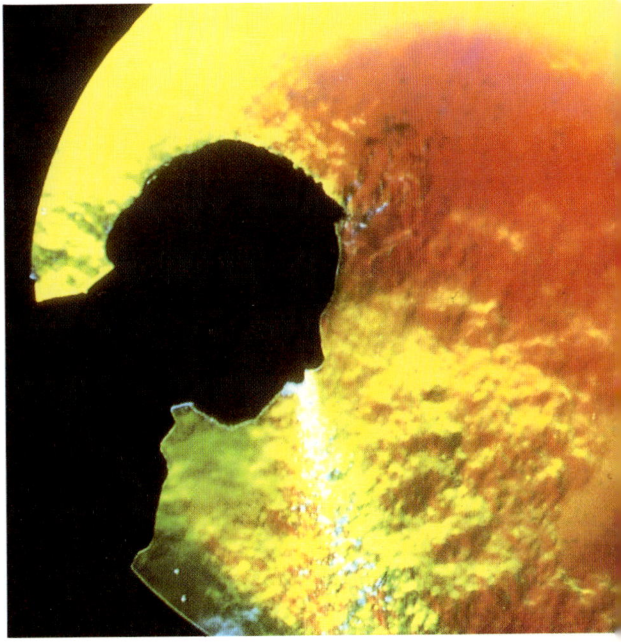

Ta gorge

Après avoir traversé ton nez, l'air continue son voyage vers les poumons en passant dans ta gorge.

1 **De ton nez, l'air descend dans la partie supérieure de ta gorge, le *pharynx*. Cette partie de la gorge sert en même temps à la respiration et aux aliments qui vont se rendre à l'estomac.**

2 **Un peu plus bas, le tube se divise en deux. L'air poursuit son chemin en passant dans la partie inférieure de la gorge, le *larynx*. Les aliments, eux, descendent dans l'*œsophage* (7), puis dans l'estomac.**

3 **Quand tu avales, une languette, l'*épiglotte*, ferme le larynx. De cette manière, les aliments descendent dans le bon tube et ne peuvent pas suivre l'air dans tes poumons. Il arrive qu'un morceau de nourriture entre dans le larynx, tu as «avalé de travers». La muqueuse du larynx est irritée, et tu te mets à tousser pour te débarrasser de l'intrus.**

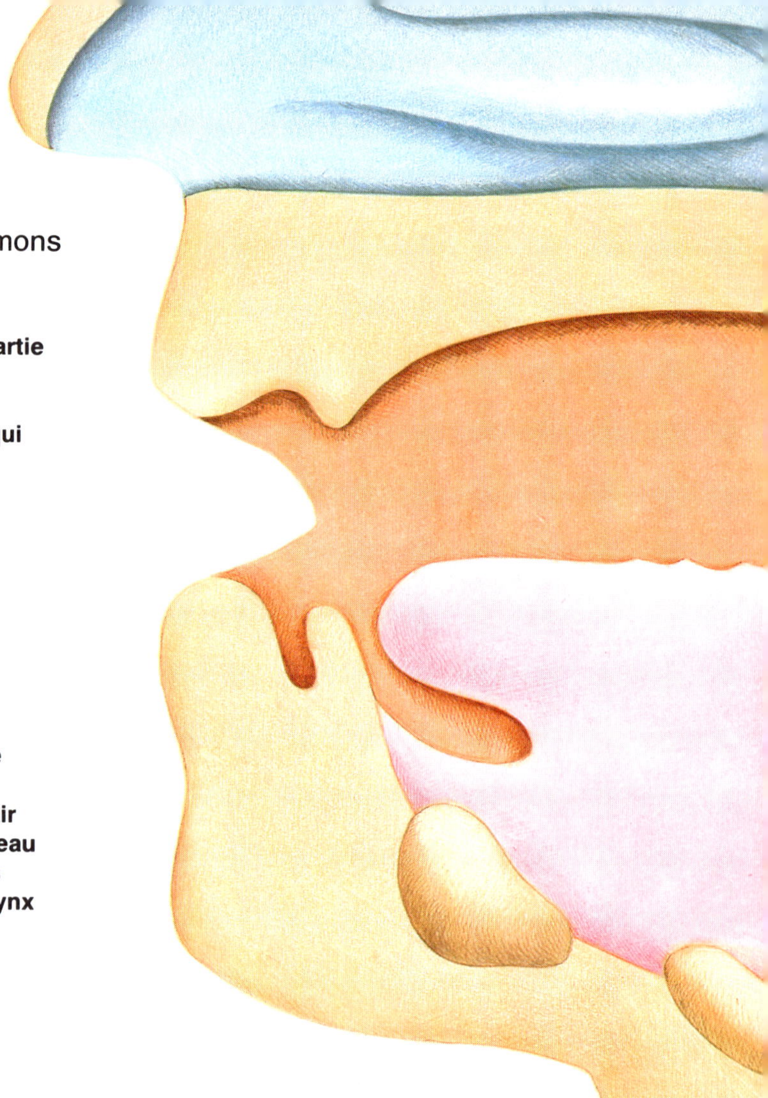

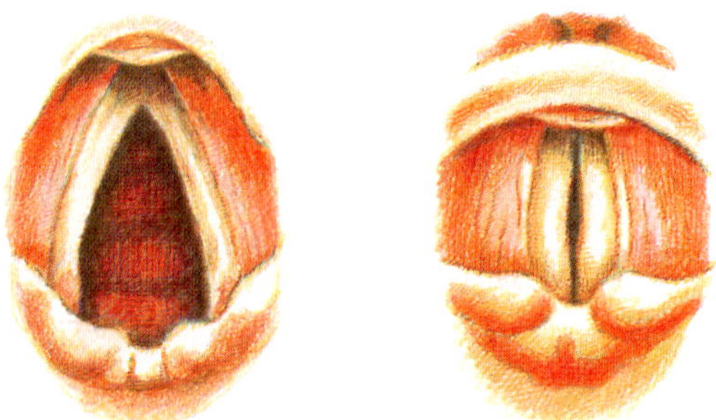

▲ Les cordes vocales. Quand elles sont écartées, l'air peut passer librement, il n'y a pas de son. De tout petits muscles rapprochent les cordes, ne laissant qu'une petite ouverture. En passant dans cette ouverture, l'air fait vibrer les cordes et il en résulte des sons.

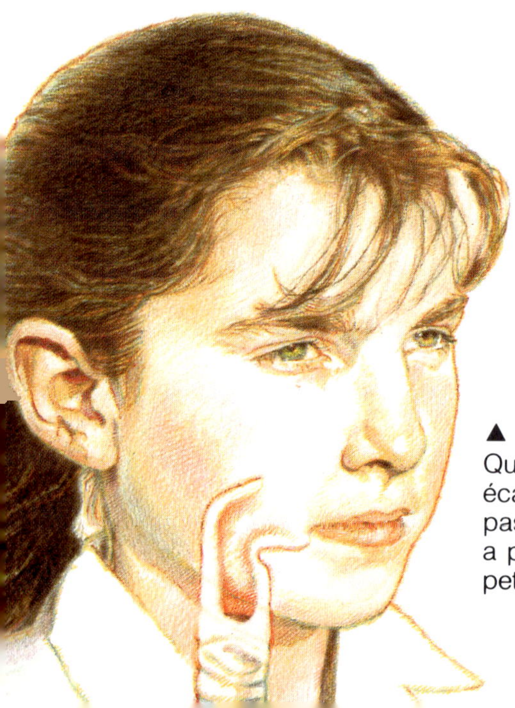

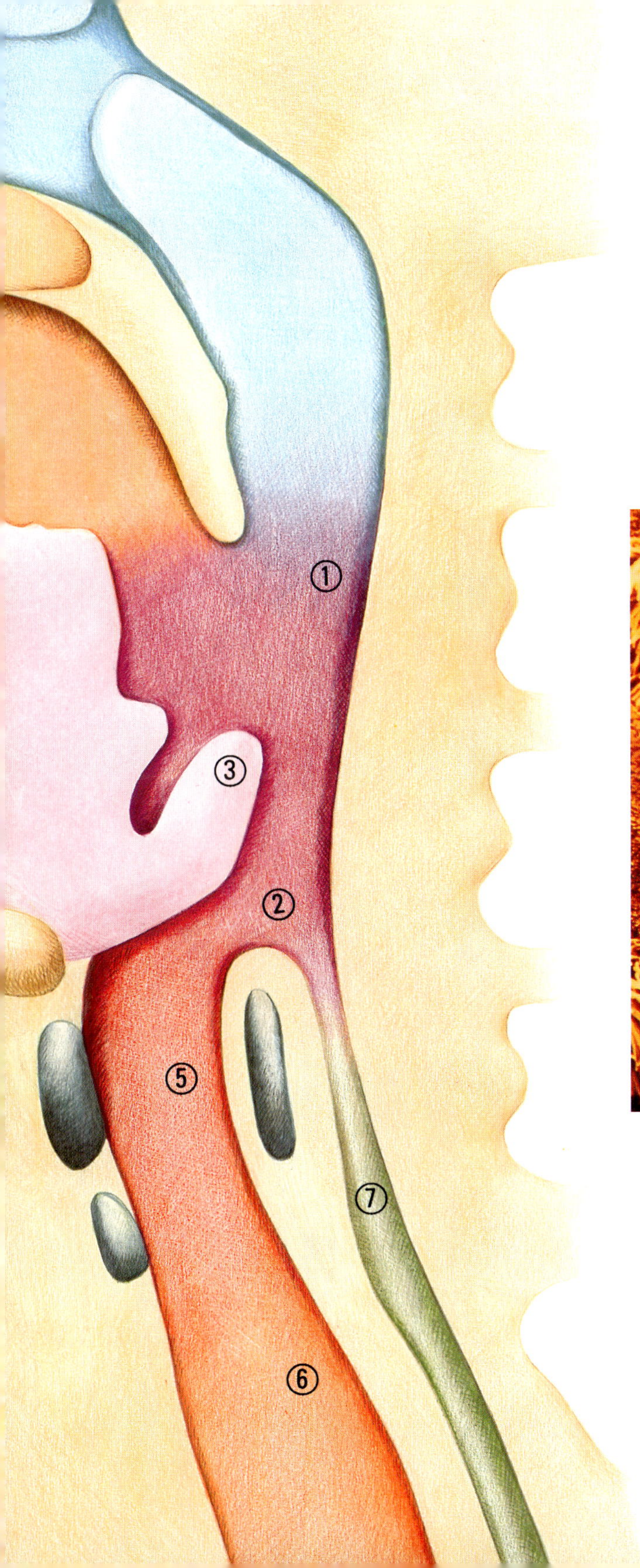

4 Pose tes doigts sur ta pomme d'Adam, située à l'avant de ton larynx. La sens-tu remonter quand tu avales et que l'épiglotte se ferme?

5 Le larynx est aussi l'organe de la voix. Deux replis mous, les *cordes vocales*, s'ouvrent et se ferment en travers du tube. Le passage de l'air entre les cordes vocales provoque des sons.

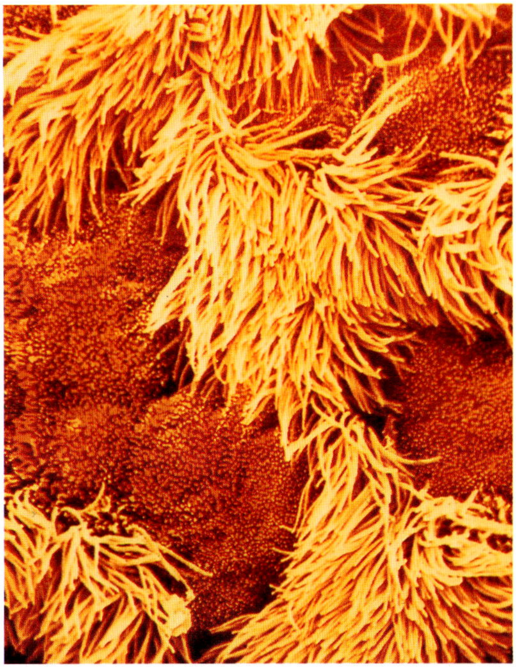

▲ La trachée est tapissée de petits cils.

6 L'air passe ensuite dans la *trachée* et descend dans ta cage thoracique. Les parois de la trachée sont tapissées de centaines de petits cils. D'autres cellules présentes dans la paroi sécrètent un mucus gluant qui retient les dernières saletés. Les cils font remonter le mucus pour qu'il soit avalé.

À l'intérieur de tes poumons

À la base de ta trachée, le conduit aérien se divise en deux parties, un peu en dessous du milieu de ton sternum. Un de ces tubes, appelés *bronches*, conduit au poumon gauche, et l'autre au poumon droit. À l'intérieur de chaque poumon, la bronche se divise à son tour en centaines de conduits plus petits, un peu comme le font les branches d'un arbre.

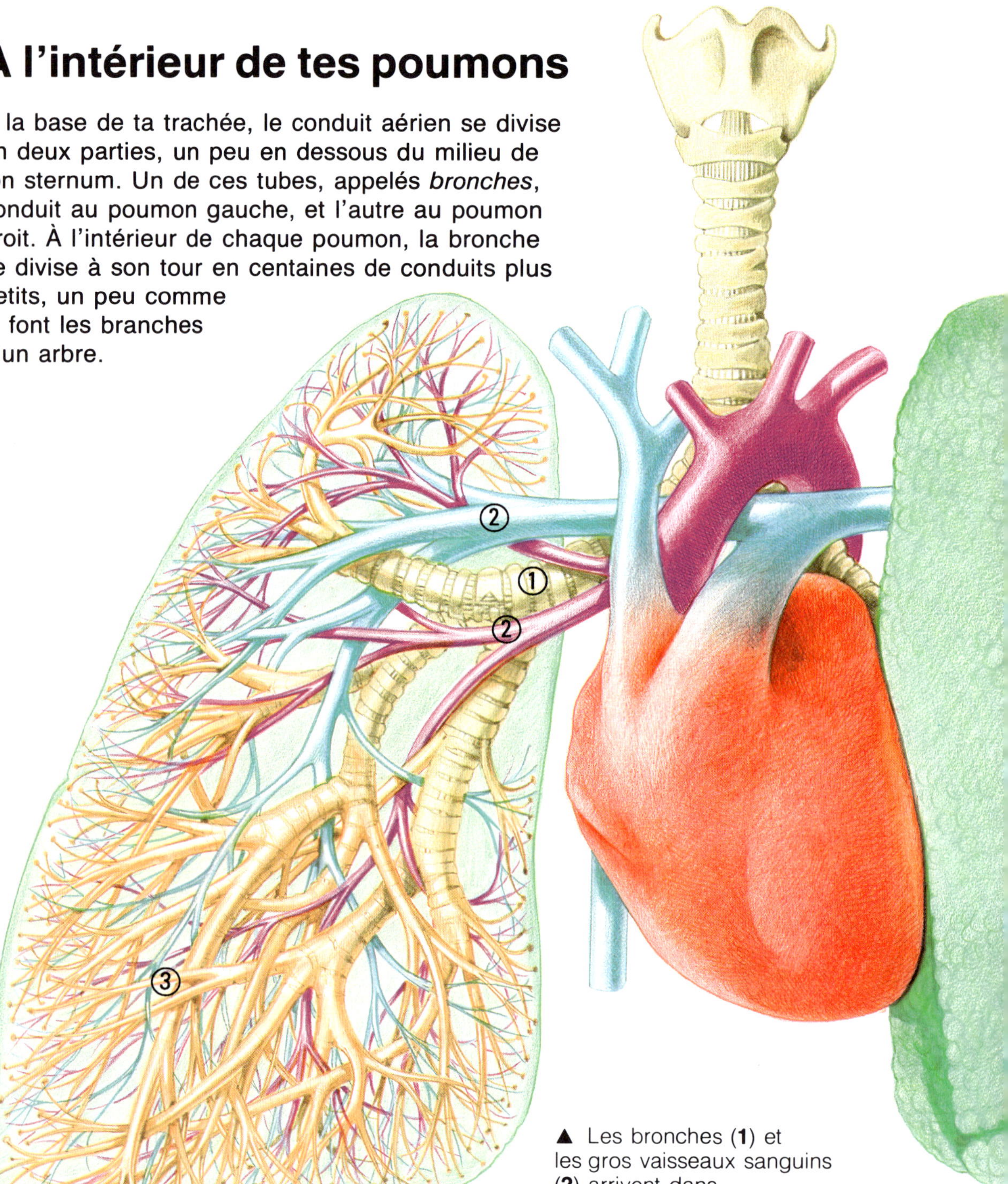

▲ Les bronches (**1**) et les gros vaisseaux sanguins (**2**) arrivent dans les poumons au même endroit. Les bronches se divisent en tubes plus petits, les bronchioles (**3**).

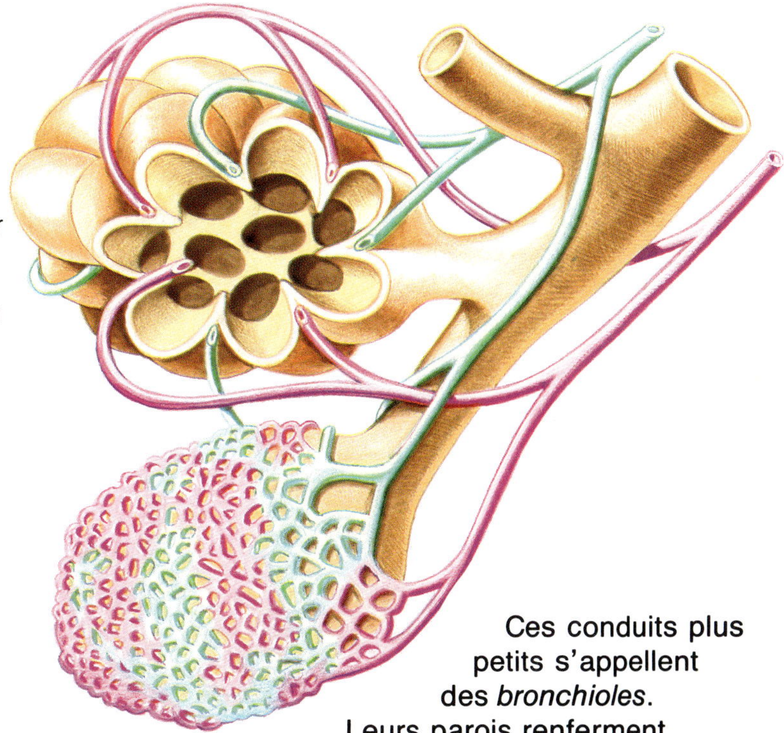

► Les plus petits conduits respiratoires présents dans les poumons se terminent par des petits sacs, les alvéoles. Ceux-ci sont recouverts d'un fin réseau de vaisseaux sanguins. C'est à cet endroit que l'oxygène passe dans les vaisseaux sanguins qui, eux, se débarrassent du gaz carbonique.

Ces conduits plus petits s'appellent des *bronchioles*. Leurs parois renferment une couche de muscle qui leur permet de rétrécir ou de s'élargir. Les conduits deviennent de plus en plus fins et se terminent par de nombreux petits sacs, les alvéoles. La paroi des alvéoles est très mince et ne renferme aucun muscle. La surface extérieure des alvéoles est recouverte d'une multitude de petits vaisseaux sanguins, les *capillaires*.

Les poumons sont constitués de centaines de petits conduits aériens et d'environ trois cents millions d'alvéoles. Le tissu élastique présent entre les alvéoles leur sert de soutien et leur permet de s'étirer lorsque nous inspirons et expirons.

Les particules d'oxygène de l'air traversent les parois des alvéoles et passent ensuite dans les vaisseaux sanguins. Chaque particule d'oxygène se fixe à un globule rouge et est transportée au cœur. En même temps qu'il prend son oxygène, le sang dépose dans l'alvéole le gaz carbonique qui pourra ensuite être rejeté du corps par l'expiration.

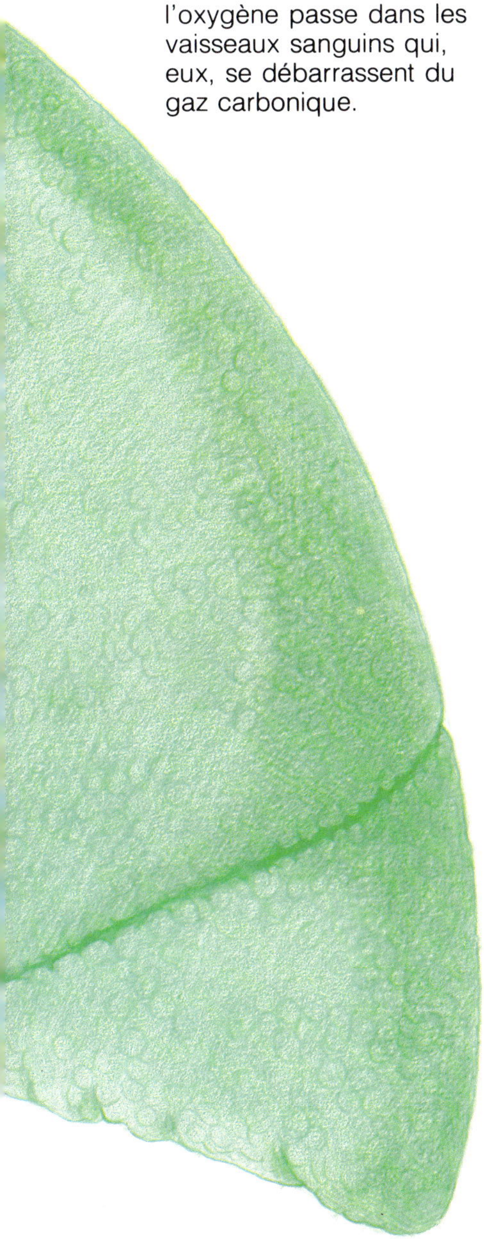

Ton cœur

Une fois que le sang s'est chargé d'oxygène dans tes poumons, il retourne au cœur. Ton cœur loge dans ton thorax, à gauche de la base de ton sternum. Il est très bien protégé par la cage thoracique. Le cœur a la forme d'une poire et à peu près la grosseur de ton poing.

Toutes les parties de ton organisme ont besoin de recevoir régulièrement du sang. C'est ton cœur qui répond à cette demande. Chaque jour, il pompe environ 7 500 litres de sang dans tout le corps.

Le cœur ressemble à un sac musculaire, divisé en plusieurs compartiments. Le *muscle cardiaque* est un type de muscle spécial que l'on ne trouve que dans le cœur. Celui-ci fonctionne un peu comme deux pompes placées l'une à côté de l'autre. La partie droite et la partie gauche du cœur sont divisées par une cloison musculaire, le *septum interventriculaire*. Le côté droit reçoit du sang chargé de gaz carbonique, et l'envoie dans les poumons pour que tu rejettes ce déchet par l'expiration. Le côté gauche de ton cœur reçoit du sang chargé d'oxygène pris dans les poumons et le distribue dans tout le corps.

Un battement de cœur consiste en une contraction et un relâchement du muscle cardiaque, qui prennent normalement moins d'une seconde. Heureusement que tu ne dois pas penser à faire battre ton cœur. Un groupe de cellules situées dans l'oreillette droite sert de régulateur du cœur. Il envoie des impulsions au muscle cardiaque qui y répond en se contractant puis en se relâchant. La partie inférieure de ton cerveau influence le battement de ton cœur. Elle envoie des messages au régulateur, lui commandant d'accélérer ou de ralentir les battements de ton cœur. Ce régulateur accélère les battements lorsque ton corps a besoin de plus d'oxygène.

(a)

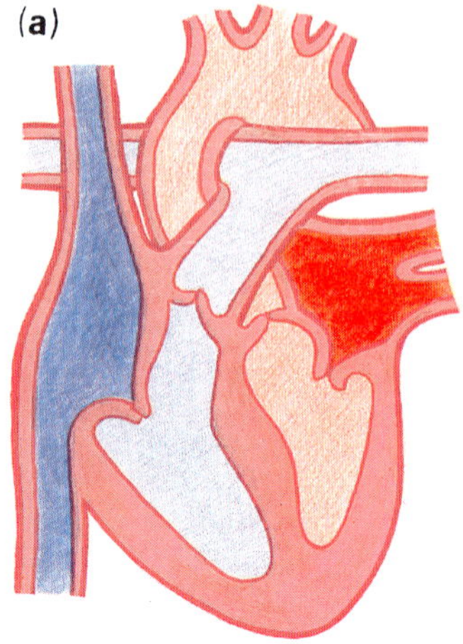

(b)

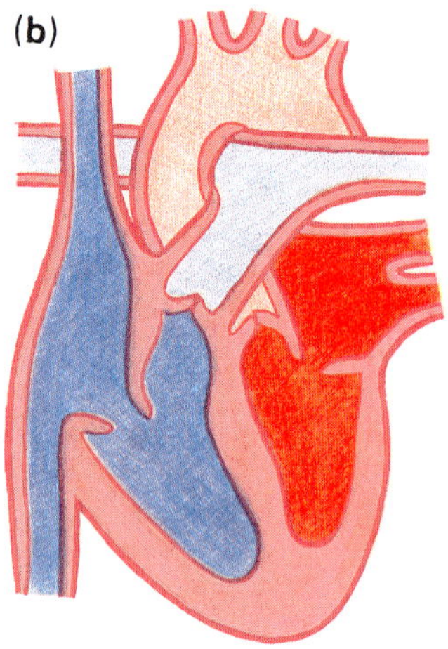

▲ Le fonctionnement du cœur. (**a**) Le sang entre dans les deux oreillettes. (**b**) Les oreillettes se contractent et chassent le sang dans les ventricules. (**c**) Les valvules se referment pour empêcher le sang de retourner dans les oreillettes. (**d**) Les ventricules se contractent et propulsent le sang vers tes poumons et toutes les parties de ton corps.

(c)

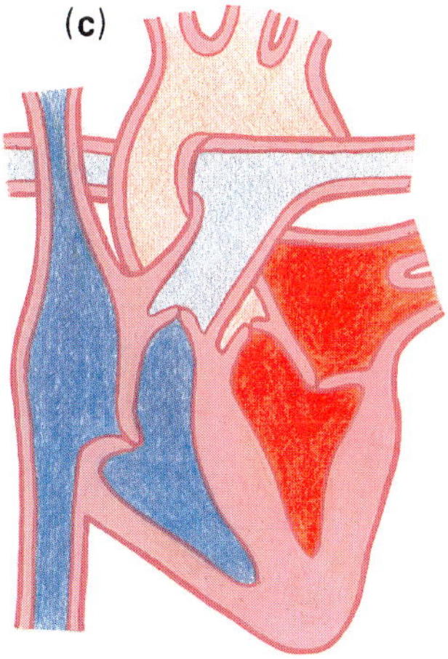

(d)

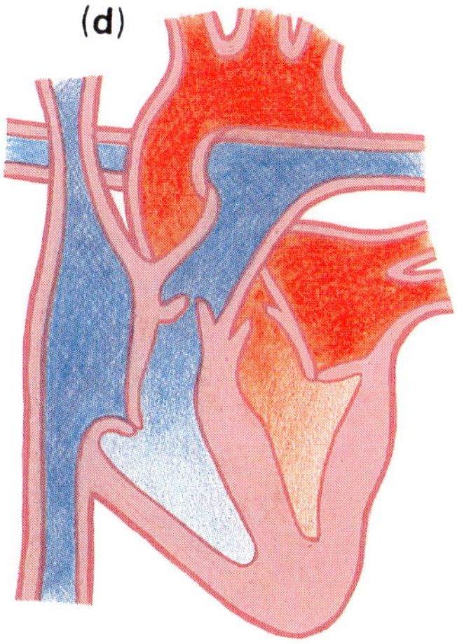

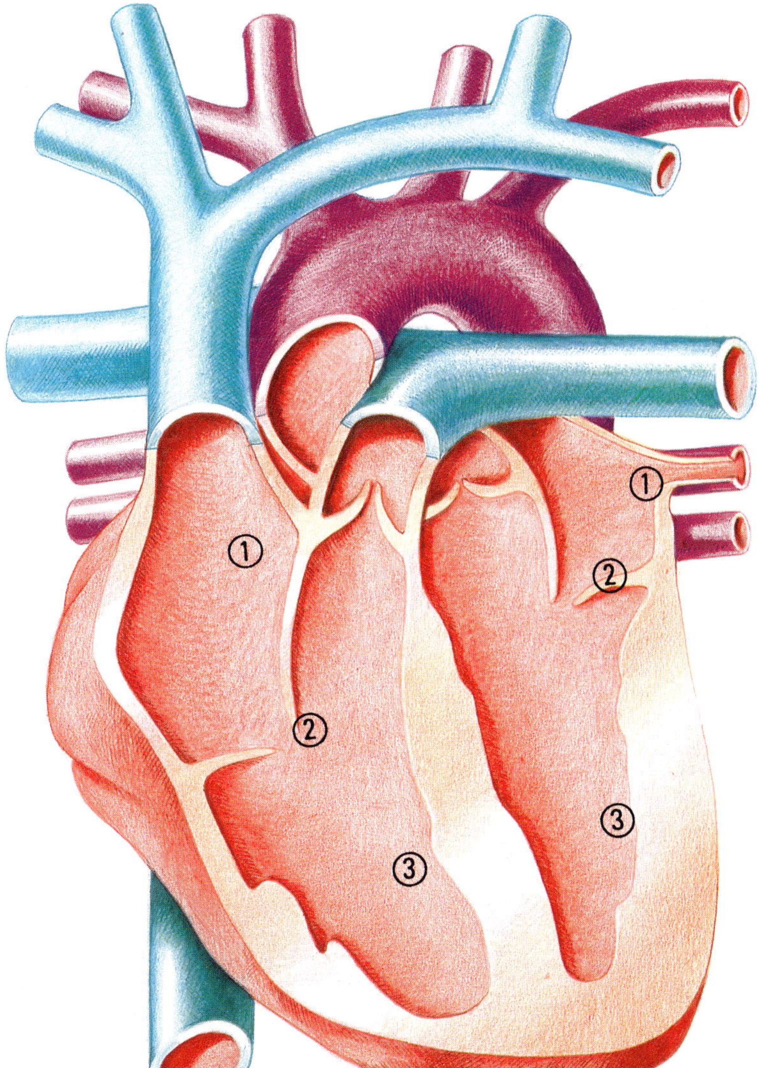

1 Chaque côté du cœur possède une cavité supérieure, l'*oreillette*, qui recueille le sang apporté par les veines.

2 Les cavités supérieure et inférieure sont séparées par une valvule. La valvule permet une circulation à sens unique entre les cavités. Ainsi le sang peut avancer normalement mais il ne peut pas revenir en arrière.

3 Le sang venu de l'oreillette traverse la valvule pour arriver dans la cavité inférieure, le *ventricule*. Les ventricules constituent la plus grosse partie du cœur, et leurs parois musculaires, épaisses et puissantes, se contractent pour pomper le sang dans tes *artères*. Le ventricule gauche, qui doit envoyer du sang à toutes les parties de ton corps, possède des parois encore plus épaisses que le ventricule droit.

Les artères et les capillaires

Le sang circule dans ton corps à travers environ 160 000 km de vaisseaux sanguins. Suis son trajet, en partant du ventricule gauche de ton cœur pour arriver à tes orteils.

1 Lorsqu'il est riche en oxygène, le sang est rouge vif. Quand il quitte ton cœur, le sang oxygéné est transporté dans tout ton corps par d'épais vaisseaux sanguins musculaires, les artères.

2 La première artère dans laquelle le sang circule est également la plus grosse. Il s'agit de l'*aorte*. Elle se ramifie en artères de plus en plus petites qui irriguent toutes les parties du corps.

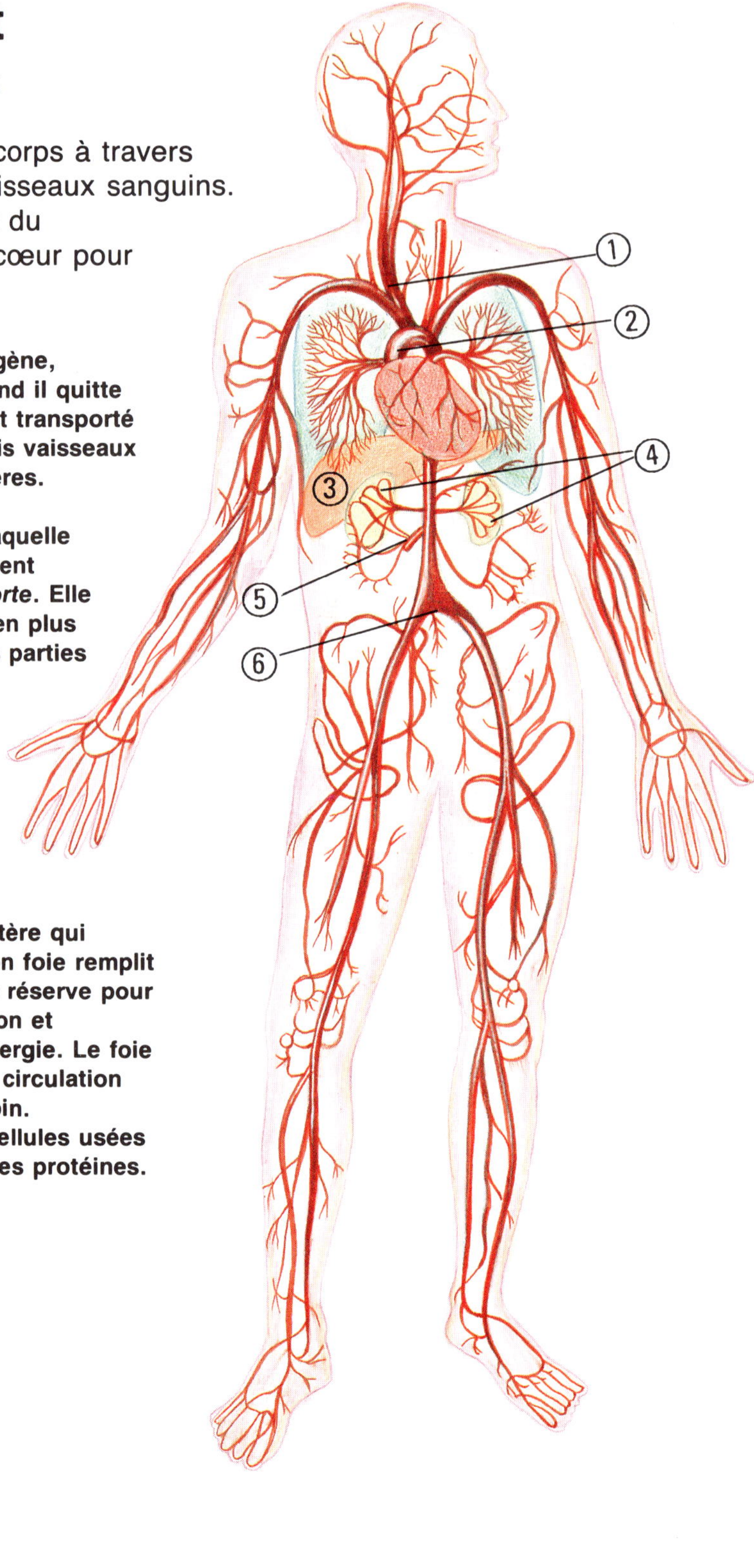

3 Du sang pénètre dans l'artère qui débouche dans le foie. Ton foie remplit plusieurs fonctions. C'est une réserve pour les vitamines ainsi que l'amidon et le glucose, deux sources d'énergie. Le foie libère ces substances dans la circulation sanguine quand tu en as besoin. Il décompose également les cellules usées et transforme les graisses et les protéines.

4 Du sang s'achemine vers les reins. Ces petits organes le purifient toutes les cinquante minutes. Ils éliminent de ton sang des déchets chimiques et de l'eau qui donnent l'*urine*.

5 Une autre artère aboutit à l'*intestin grêle*. Les aliments digérés par l'intestin grêle passent dans le sang qui les distribue ensuite dans tout ton corps.

6 Juste en dessous de ta taille, l'aorte se divise en deux artères qui conduisent chacune à une de tes jambes. Ces artères se ramifient en vaisseaux de plus en plus étroits, si fins qu'à un moment donné, les globules rouges doivent les traverser en file indienne. Ces vaisseaux minuscules s'appellent des capillaires. C'est à travers les fines parois des capillaires que l'oxygène et la nourriture passent du sang à toutes tes cellules pour leur permettre de croître et de rester en bonne santé.

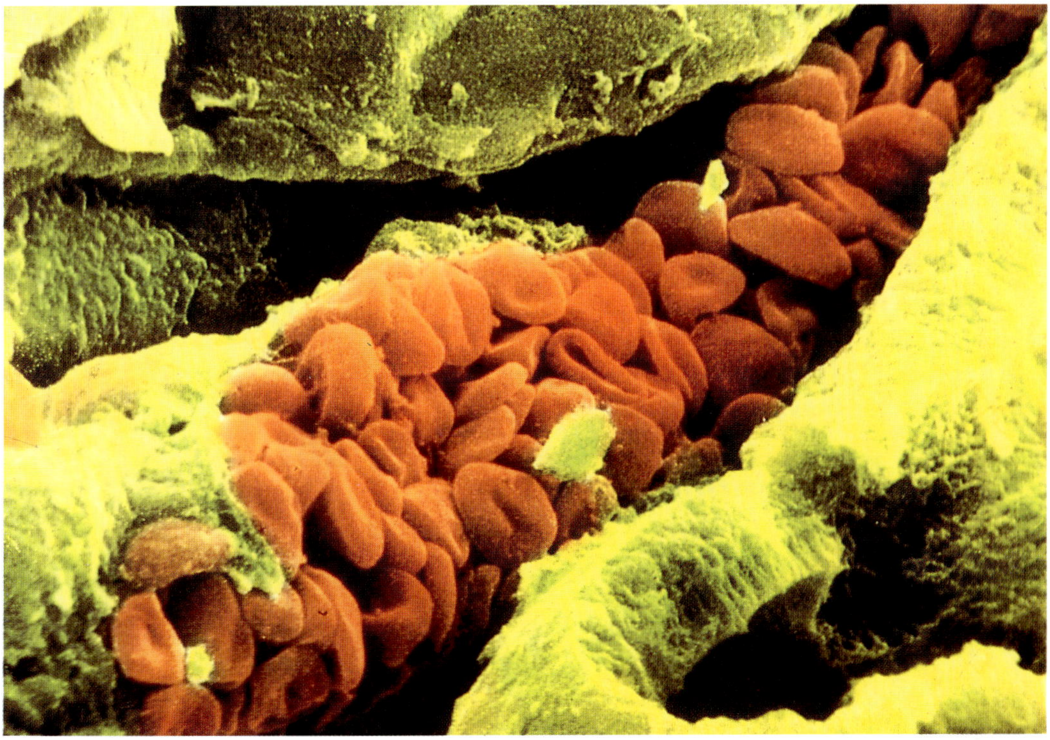

▲ Photo de globules rouges très serrés alors qu'ils traversent un capillaire. La photo est agrandie plus de 2 500 fois.

Une fois qu'il a perdu son oxygène, le sang prend une couleur bleutée. Il est maintenant prêt à retourner à ton cœur.

Les veines

Tout comme une automobile laisse échapper des gaz toxiques, les transformations chimiques qui ont lieu dans ton corps produisent du gaz carbonique et d'autres déchets. Ces substances repassent dans ta circulation sanguine.
Les vaisseaux qui véhiculent le sang lors de son trajet de retour vers le cœur s'appellent des *veines*. Nous avons plus de veines que d'artères.

Suis maintenant le trajet du sang alors qu'il retourne à l'oreillette droite de ton cœur.

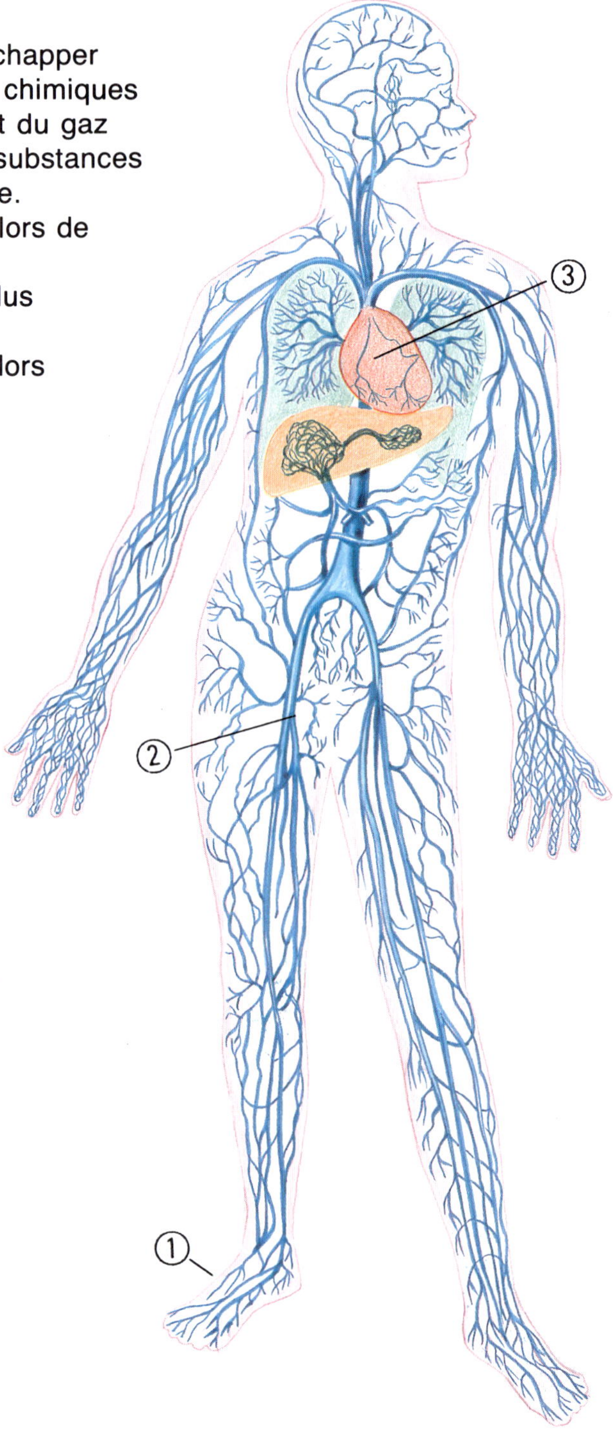

1 **Rechargé de gaz carbonique, le sang retourne dans les capillaires. Ils s'élargissent de plus en plus jusqu'à ce que le sang arrive dans une veine. Une veine est grosse, comme une artère, mais elle possède une paroi musculaire plus fine.**

2 **Au plus profond de ton organisme, les veines deviennent de plus en plus grosses car elles se joignent à d'autres qui ramènent le sang des différentes parties de ton corps.**

3 **Le sang, chargé de gaz carbonique en provenance de ton gros orteil, finit par arriver dans l'oreillette droite de ton cœur. De là, il passe dans le ventricule droit d'où il sera expédié vers les poumons, et il refera de nouveau le même trajet.**

Le sang éprouve des difficultés à retourner vers ton cœur car il doit circuler à l'encontre de la pesanteur. Les mouvements du cœur ne suffisant pas, ton corps possède d'autres moyens pour aider le sang lors de son trajet de retour.

Un grand nombre de veines sont pourvues de petites languettes, des *valvules*. Elles empêchent le sang de retourner en arrière.

Quand tu bouges, les muscles qui entourent les veines se contractent. Les veines sont donc comprimées et c'est ce qui fait avancer le sang.

Quand tu inspires, ta cage thoracique augmente de volume, ce qui aide le sang à remonter.

Ceci t'explique pourquoi une marche rapide peut améliorer ta circulation.

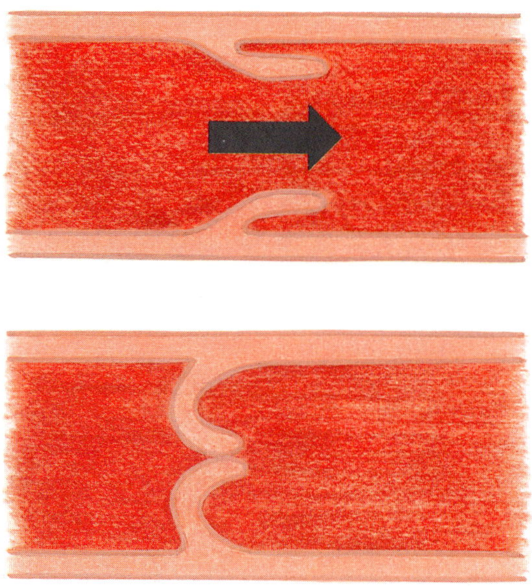

◄ Les veines situées dans la partie inférieure de ton corps possèdent des petites languettes, les valvules. Elles permettent au sang de remonter vers le cœur, mais en se refermant, elles l'empêchent de retourner en arrière. Quand tu bouges, tes muscles se contractent, ce qui comprime les veines et chasse le sang en direction du cœur.

Le sang

Lorsque sa croissance sera terminée, ton corps contiendra environ cinq litres de sang. Quand tu es assis sans bouger, le sang provenant de ton cœur va dans toutes les parties de ton corps, puis revient à ton cœur. Ce trajet dure à peu près une minute.

Environ 40 % de ton sang est constitué de cellules et de substances en forme de disques, les *plaquettes*. Une petite goutte de sang renferme environ 6,5 millions de cellules qui baignent dans un liquide clair et jaune, le *plasma*. Si tu mettais du sang dans un bocal en verre, il se séparerait en deux parties. Les corps solides couleraient au fond et le plasma resterait à la surface.

Ton sang renferme deux sortes de cellules, les globules. Chaque type de globule remplit une fonction différente.

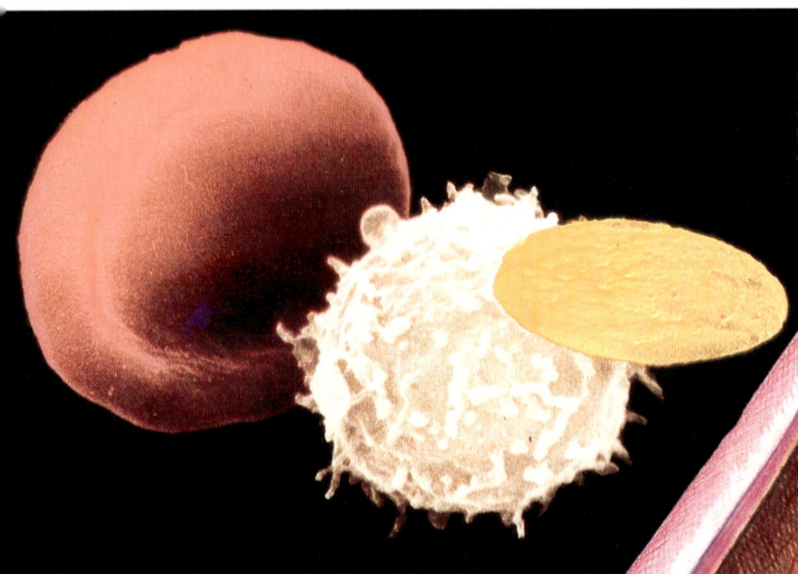

▲ Photo prise au microscope électronique d'un globule rouge, d'un globule blanc et d'une plaquette, agrandis plus de 1 000 fois.

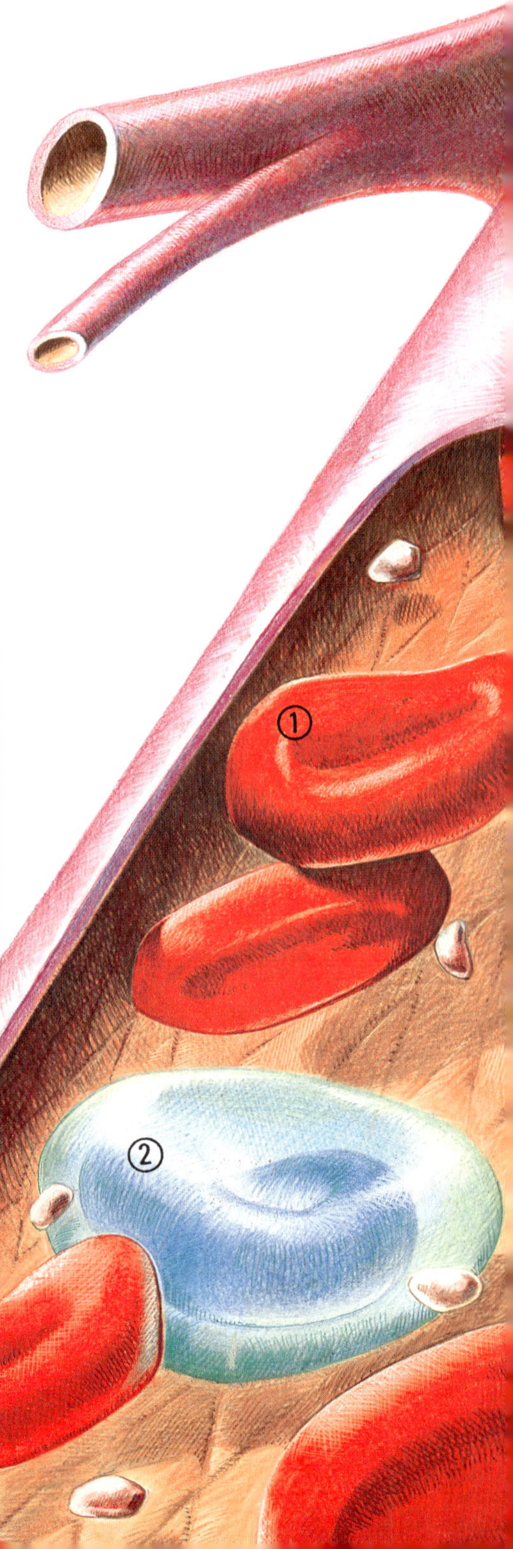

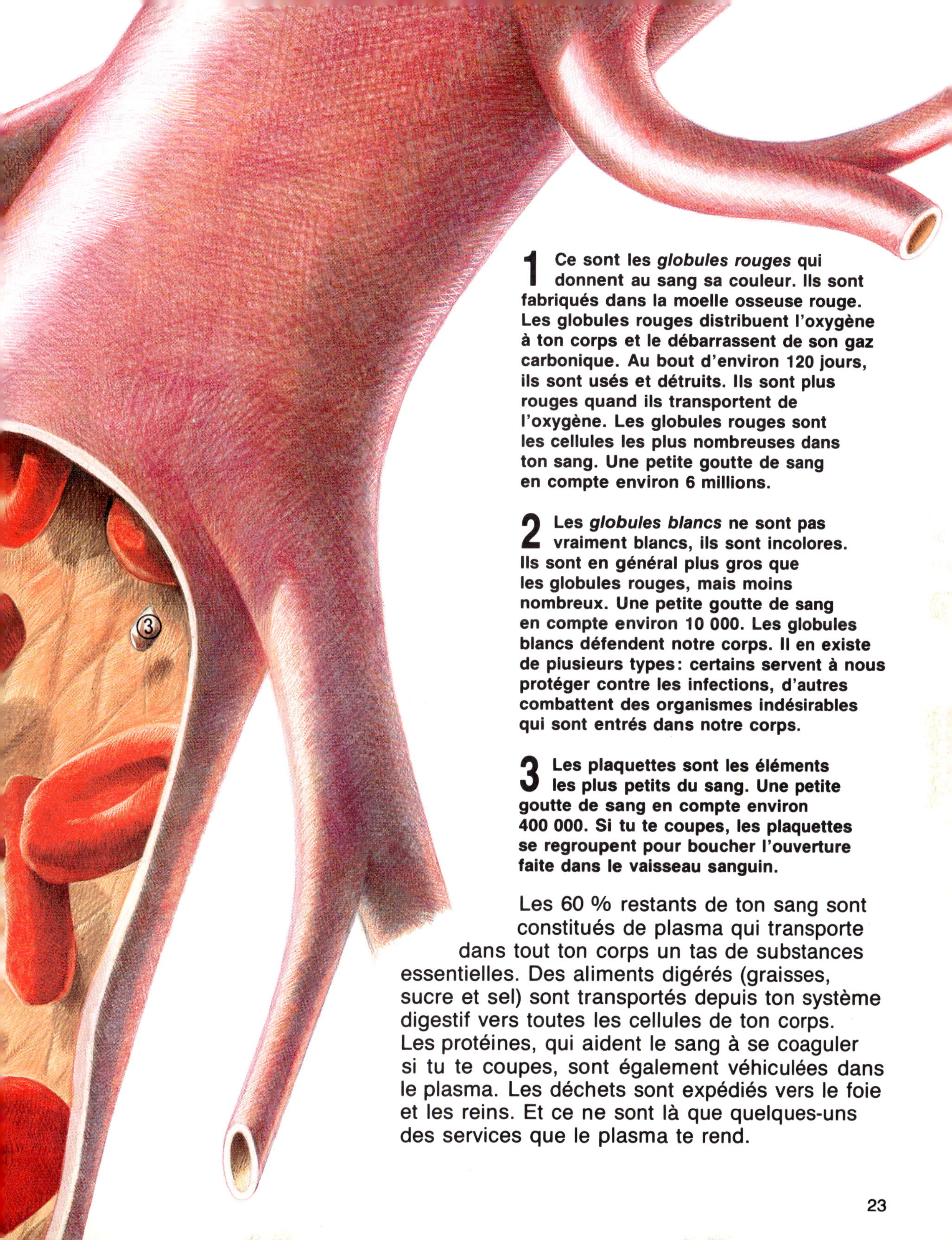

1 **Ce sont les *globules rouges* qui donnent au sang sa couleur. Ils sont fabriqués dans la moelle osseuse rouge. Les globules rouges distribuent l'oxygène à ton corps et le débarrassent de son gaz carbonique. Au bout d'environ 120 jours, ils sont usés et détruits. Ils sont plus rouges quand ils transportent de l'oxygène. Les globules rouges sont les cellules les plus nombreuses dans ton sang. Une petite goutte de sang en compte environ 6 millions.**

2 **Les *globules blancs* ne sont pas vraiment blancs, ils sont incolores. Ils sont en général plus gros que les globules rouges, mais moins nombreux. Une petite goutte de sang en compte environ 10 000. Les globules blancs défendent notre corps. Il en existe de plusieurs types: certains servent à nous protéger contre les infections, d'autres combattent des organismes indésirables qui sont entrés dans notre corps.**

3 **Les plaquettes sont les éléments les plus petits du sang. Une petite goutte de sang en compte environ 400 000. Si tu te coupes, les plaquettes se regroupent pour boucher l'ouverture faite dans le vaisseau sanguin.**

Les 60 % restants de ton sang sont constitués de plasma qui transporte dans tout ton corps un tas de substances essentielles. Des aliments digérés (graisses, sucre et sel) sont transportés depuis ton système digestif vers toutes les cellules de ton corps. Les protéines, qui aident le sang à se coaguler si tu te coupes, sont également véhiculées dans le plasma. Les déchets sont expédiés vers le foie et les reins. Et ce ne sont là que quelques-uns des services que le plasma te rend.

Des questions?

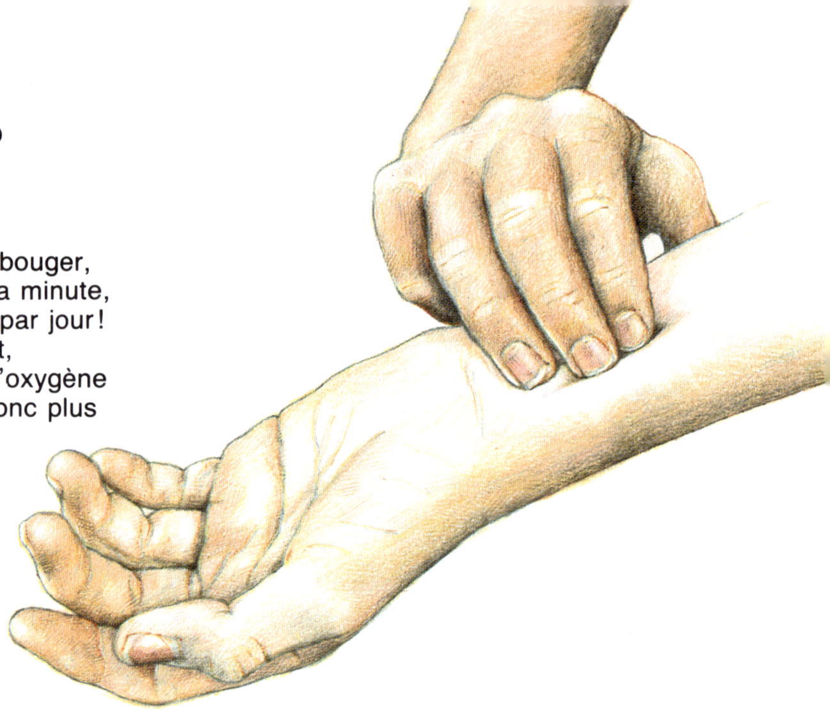

À quel rythme bat ton cœur?

Quand un adulte est assis sans bouger, son cœur bat environ 70 fois à la minute, c'est-à-dire environ 100 000 fois par jour! Mais quand tu es en mouvement, tes cellules ont besoin de plus d'oxygène et de nourriture, ton cœur bat donc plus rapidement. Si tu cours vite, il peut battre plus de 150 fois par minute. Les modifications de notre rythme cardiaque sont contrôlées par notre cerveau.

Tu peux prendre ton pouls en posant tes doigts sur ton poignet juste en dessous de ton pouce. En pressant doucement, tu vas sentir le sang battre dans l'artère de ton poignet. Compte le nombre de battements que tu sens par minute: il indique ton rythme cardiaque.

Que se passe-t-il quand tu te coupes?

Tu brises la paroi d'un vaisseau sanguin. Le sang s'échappe de l'ouverture et tu saignes. Le corps, qui veut naturellement arrêter l'écoulement du sang, met en place un système d'urgence.

Des substances contenues dans le plasma se mettent au travail en formant des filaments de protéines. Ces protéines tissent un genre de toile sur la coupure pour retenir les plaquettes et les globules du sang et former un caillot qui arrête le saignement. Ce caillot de sang à la surface de la peau est ce qu'on appelle une croûte.

Si tu te cognes, un vaisseau sanguin peut éclater, mais le sang ne s'écoule pas de ta peau, tu as donc un bleu.

► Des filaments de protéines tissent une toile pour former un caillot.

Qu'est-ce qu'un bleu?

Si des petits vaisseaux sanguins sont rompus, le sang passe dans les tissus de ta peau. L'*hémoglobine*, le composant principal de tes globules rouges, devient bleue si elle est privée d'oxygène. Les vaisseaux étant rompus, l'oxygène ne peut plus arriver jusqu'au tissu. L'hémoglobine se décompose, elle devient jaune, jusqu'au moment où elle est enlevée par les globules blancs. Au bout d'environ deux semaines, le bleu aura disparu.

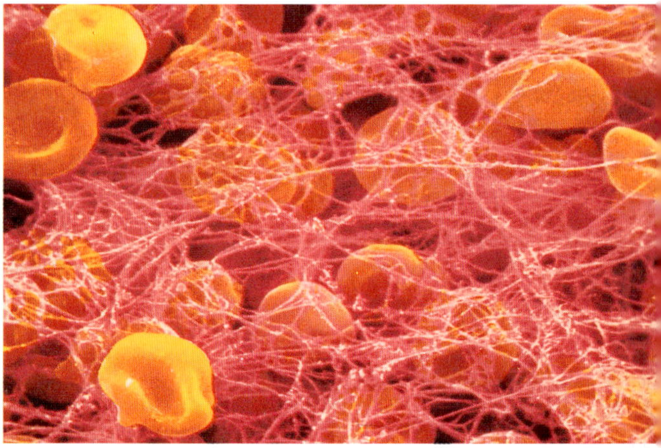

Pourquoi le médecin te tapote-t-il la poitrine ?

En posant les doigts d'une main sur ta peau et en frappant doucement avec les doigts de l'autre main, le médecin peut écouter ta poitrine. Les médecins frappent à divers endroits, ainsi que dans ton dos, pour détecter tout bruit anormal. Des poumons en bonne santé sonnent creux. Si les sacs alvéolaires d'un poumon ont gonflé à cause d'une maladie, le son sera encore plus creux. Par contre, si le poumon contient du liquide, ou s'il s'est affaissé, le tapotement fera un bruit sourd.

Pourquoi deviens-tu rouge quand tu as chaud ?

C'est ton sang qui garde la température de ton corps à 37°C. Par temps chaud, ou après une activité physique, le sang circule dans les vaisseaux sanguins à proximité de la surface de ta peau. Ce phénomène permet à ton corps de perdre de la chaleur. Tu as donc moins chaud. Par temps froid, la chaleur t'est nécessaire, le sang reste donc loin de la surface de la peau.

Qu'est-ce que la tension artérielle ?

La force avec laquelle le sang circule dans les parois des vaisseaux sanguins est ce qu'on appelle la tension artérielle. Un médecin peut la mesurer à l'aide d'un appareil spécial, un *sphygmomanomètre*. Si ta tension artérielle est trop élevée, ce n'est pas douloureux, mais cela peut nuire à ton cœur car il doit alors travailler plus fort.

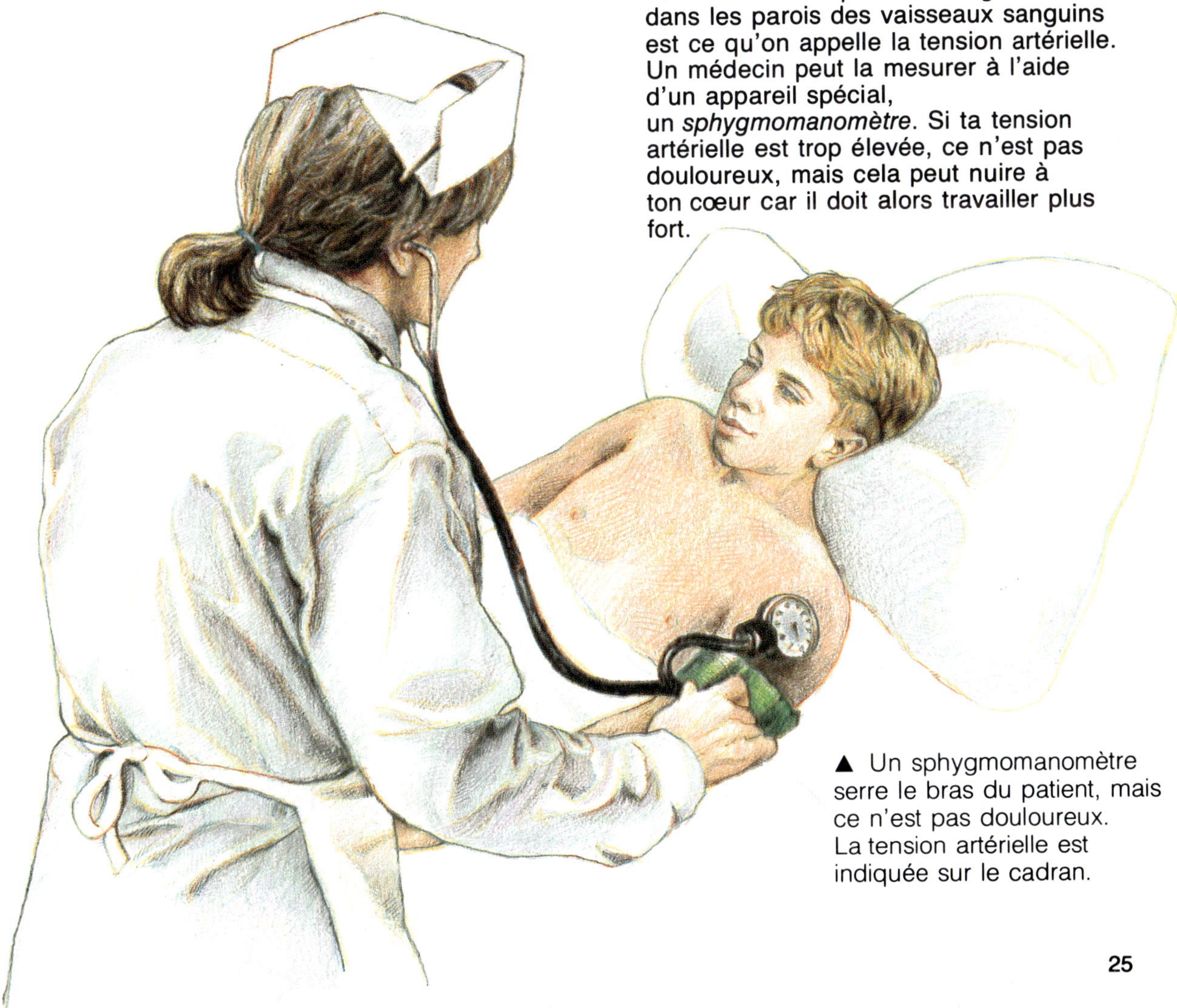

▲ Un sphygmomanomètre serre le bras du patient, mais ce n'est pas douloureux. La tension artérielle est indiquée sur le cadran.

Les maladies

La majorité d'entre nous vient au monde avec un cœur et des poumons parfaits. Cependant, environ un bébé sur cent naît avec une légère malformation du cœur. La plupart de ces anomalies *congénitales* ne causent pas de problèmes. Par contre, si elles sont plus graves, il faut les corriger par une opération.

Certaines personnes souffrent de maladies qu'ils ont héritées de leurs parents. Une de ces maladies qui atteint les poumons s'appelle la *fibrose kystique* (encore appelée *mucoviscidose*). Dans cette maladie, les poumons sécrètent de très grandes quantités de mucus gluant qui bouche les conduits aériens.

Au cours de leur vie, certains seront assez chanceux pour ne jamais avoir de maladie de cœur ou des poumons. D'autres, malheureusement, en souffriront. Voici trois problèmes très fréquents :

L'asthme. Quand on a de l'asthme, les conduits aériens des poumons se rétrécissent. La couche musculaire située dans la paroi des conduits respiratoires se contracte et la muqueuse enfle. Il s'ensuit une sécrétion trop importante de mucus. Les gens asthmatiques éprouvent des difficultés à respirer, surtout à expirer. Ils ont une respiration si'flante et toussent beaucoup.

▼ Pendant une crise d'asthme, les conduits respiratoires des poumons se rétrécissent, la respiration devient alors difficile. Les asthmatiques se servent souvent d'un inhalateur pour aspirer un médicament qui aide les conduits aériens à s'ouvrir.

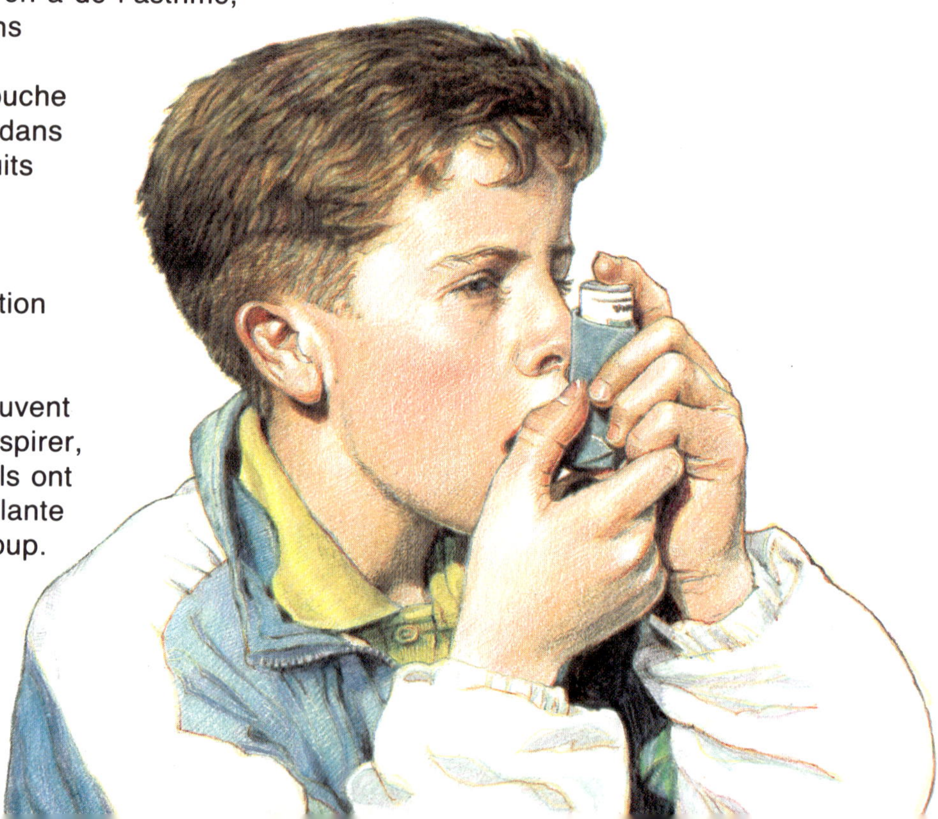

La bronchite chronique. Il s'agit d'une maladie grave des poumons. Une de ses causes est le tabac. La fumée de cigarette endommage les conduits respiratoires des poumons. Les conduits sécrètent alors plus de mucus et ils se rétrécissent. L'air a des difficultés à passer dans les conduits endommagés. Les gens souffrant de cette maladie ont une respiration sifflante et s'essoufflent très vite.

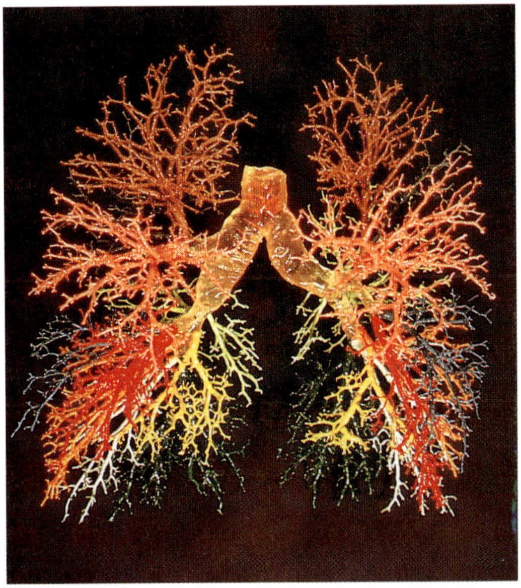

La crise cardiaque. Quand une personne a une crise cardiaque, elle s'effondre subitement en ressentant une douleur dans la poitrine. Une partie de son muscle cardiaque ne reçoit pas assez d'oxygène car une des artères qui alimente le cœur en oxygène est bloquée par un caillot de sang. Le fait de fumer augmente le risque de formation d'un caillot. Si c'est une crise grave, la personne peut mourir. Cependant, nombreux sont ceux qui réchappent à une crise cardiaque et mènent une vie normale.

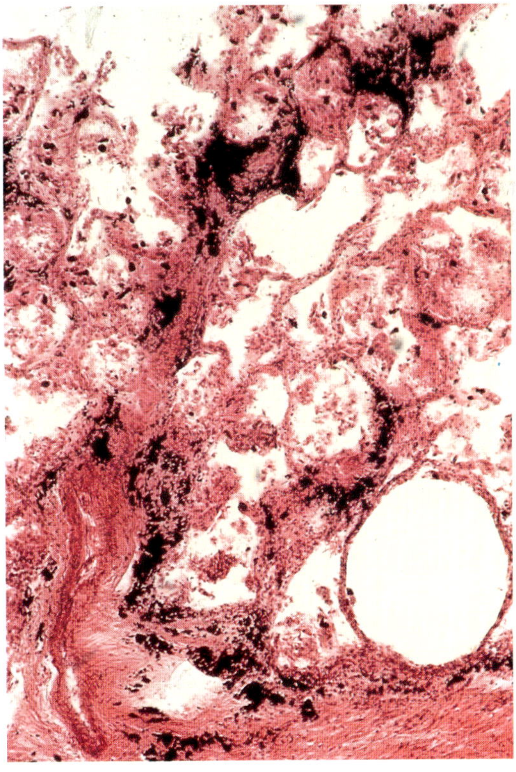

► (*en haut*) L'air pénètre au plus profond de tes poumons par l'intermédiaire d'un vaste réseau de conduits que l'on voit ici.
► (*en bas*) Le tabac endommage les conduits aériens. Avec chaque bouffée de fumée, des millions de particules de goudron sont inhalées. Tu peux voir des masses de goudron (en noir) sur cette image du tissu pulmonaire d'un fumeur.

Comment prendre soin de ton cœur et de tes poumons

Ton cœur et tes poumons sont des organes vitaux. Ils travaillent infatigablement pendant toute ta vie. La plupart du temps, tu ne le remarques même pas. Pourtant, tu peux faire certaines choses pour les garder en santé.

Surveiller ton alimentation. Si tu pèses trop, tu demandes un effort à ton cœur car il doit pomper du sang vers une plus grande surface!

Si l'on mange certains aliments en grandes quantités tout au long de notre vie, les vaisseaux sanguins risquent de se boucher. On peut avoir une tension artérielle trop élevée et une maladie de cœur.

▼ Une alimentation saine inclut beaucoup d'aliments complets, de fruits et de légumes frais, et de riz. Tu devrais manger moins de sucre, de produits laitiers, de sel, de viande grasse, de pâtisseries et de chocolat.

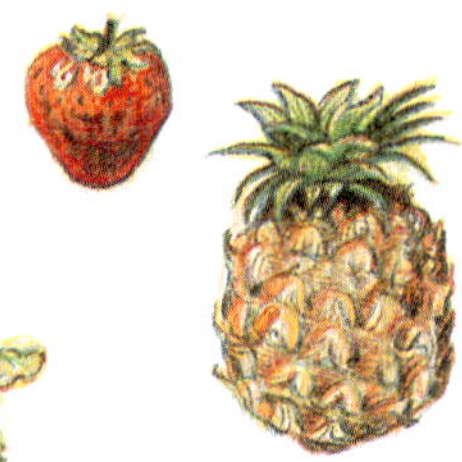

Tu peux manger beaucoup de...

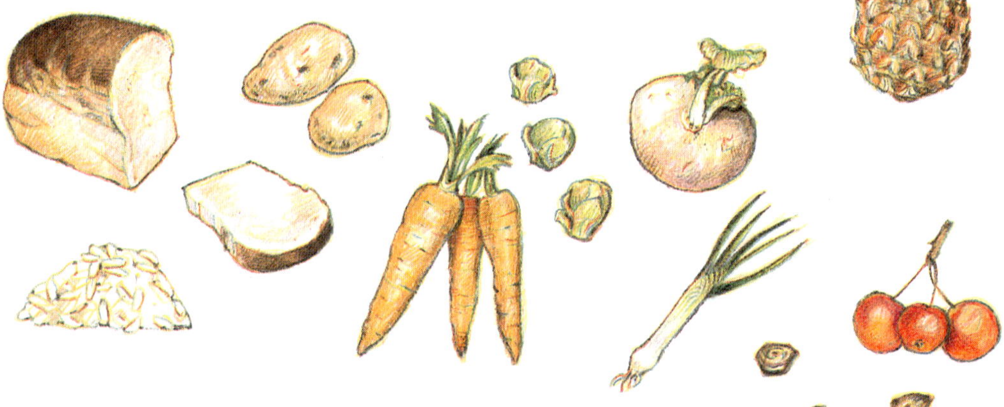

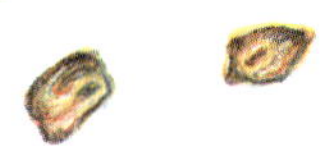

Mais tu devrais réduire ta consommation de...

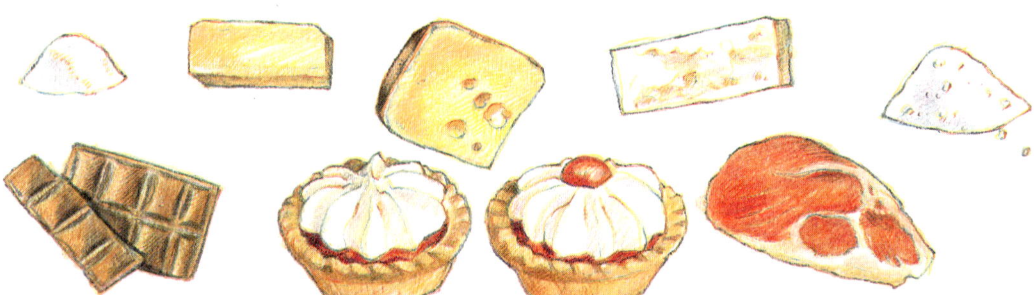

Éviter de fumer. Certains adultes fument même si cela cause de graves problèmes de santé. D'autres ne veulent pas fumer, mais il leur est difficile d'arrêter. Il vaut mieux alors ne jamais commencer à le faire.

La fumée de cigarette contient de la nicotine, du goudron et de l'oxyde de carbone, autant de substances nocives pour ton corps.

En fumant, on paralyse les cils qui tapissent les conduits aériens. Ils ne peuvent plus repousser les poussières, les saletés et les petites particules de goudron. Ces particules bouchent les poumons et irritent les cellules pulmonaires qui peuvent alors prendre une forme anormale. La maladie ainsi causée est le *cancer du poumon*.

Quand on respire de l'oxyde de carbone, ce gaz prend la place réservée normalement à l'oxygène dans les globules rouges. Le sang ne distribuera donc plus assez d'oxygène au corps pour lui permettre de travailler à plein rendement.

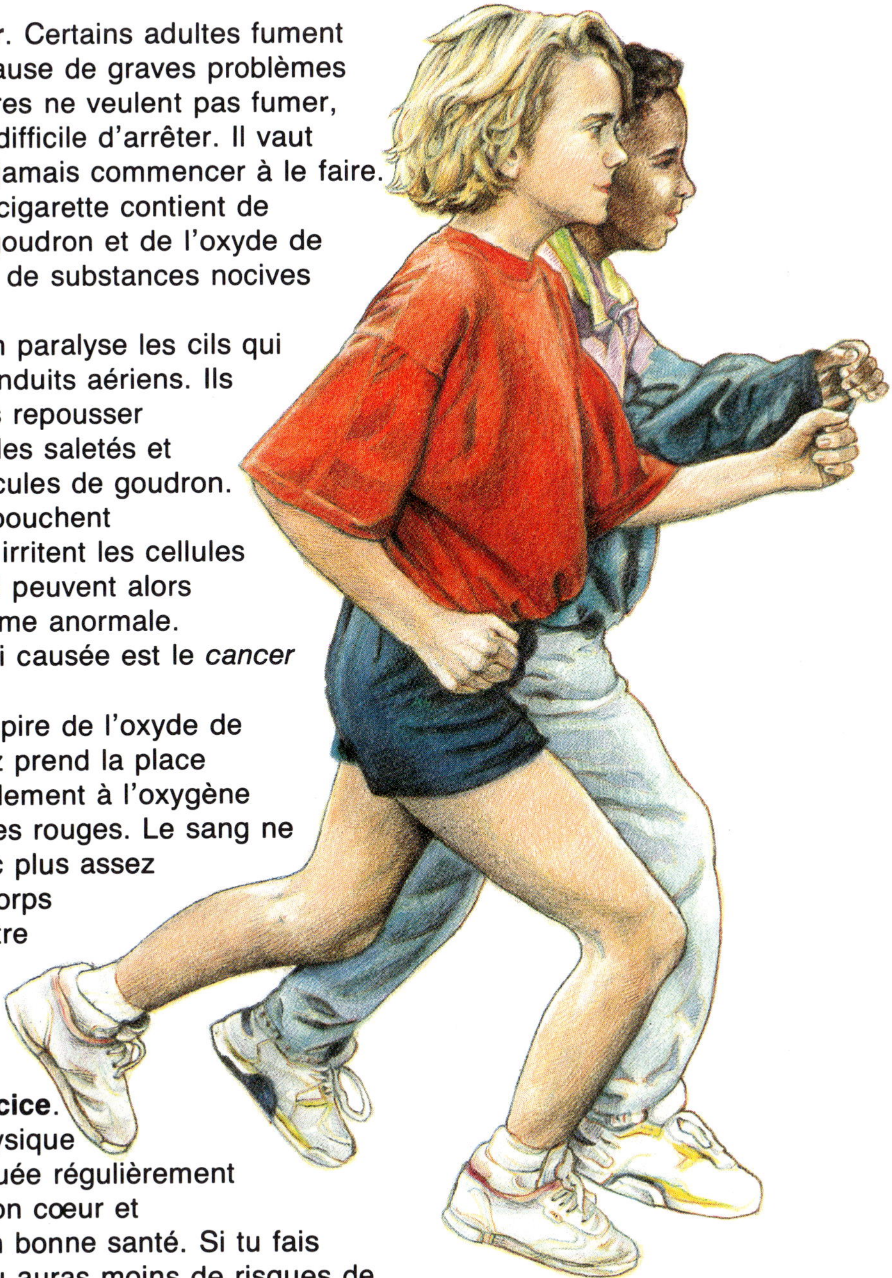

Faire de l'exercice. Une activité physique modérée pratiquée régulièrement aide à garder ton cœur et tes poumons en bonne santé. Si tu fais de l'exercice, tu auras moins de risques de souffrir d'une maladie de cœur en vieillissant. La natation, la course à pied et la marche sont toutes de bonnes activités pour toi.

Glossaire

abdomen: partie de ton corps située entre la partie inférieure de ta cage thoracique et les os de tes hanches, qui contient les organes internes tels que l'estomac

alvéoles: petits sacs creux situés dans les poumons

aorte: la plus grosse artère du corps

artères: vaisseaux sanguins en forme de tubes qui transportent le sang depuis le cœur vers tout le corps

bronche: conduit respiratoire qui relie la trachée aux poumons; il y a deux bronches, chacune d'elles pénétrant dans un des poumons

bronchioles: petits conduits respiratoires situés dans les poumons

cancer du poumon: maladie dans laquelle les tissus des poumons produisent des cellules anormales qui forment une grosseur ou tumeur

capillaires: minuscules vaisseaux sanguins

cellules: minuscules unités vivantes qui constituent les différentes parties de ton corps

cellules épithéliales: cellules qui tapissent l'intérieur de tes organes internes, ton estomac par exemple

cellules nerveuses: unités fondamentales du système nerveux qui transportent les messages entre ton cerveau et le reste de ton corps

congénital: présent à la naissance

cordes vocales: les deux replis mous qui s'ouvrent et se ferment en travers du larynx. Le passage de l'air entre elles provoque des sons.

diaphragme: large muscle en forme de dôme qui se rattache à la partie inférieure de tes poumons et qui joue un rôle important dans la respiration

épiglotte: languette qui ferme ton larynx quand tu avales afin d'empêcher la nourriture de pénétrer dans tes poumons

feuillet pariétal (de la plèvre): feuillet rattaché à la face interne de la cage thoracique et au diaphragme

feuillet viscéral (de la plèvre): feuillet rattaché aux poumons

fibrose kystique: maladie congénitale qui atteint les poumons et les organes digestifs (on l'appelle aussi **mucoviscidose**)

fosses nasales: cavités du nez séparées par une cloison

globules blancs: cellules sanguines incolores qui protègent l'organisme contre les infections et détruisent les bactéries indésirables

globules rouges: cellules sanguines qui distribuent l'oxygène à tout ton corps et le débarrassent de son gaz carbonique

hémoglobine: substance contenue dans les globules rouges qui transporte le gaz carbonique et l'oxygène dans tout le corps

intestin grêle: partie du tube digestif située dans l'abdomen, où sont digérés les aliments

larynx: partie inférieure de la gorge qui relie le pharynx à la trachée et renferme les cordes vocales

lobes: divisions de certains organes ou parties du corps, poumons et cerveau par exemple

muqueuse: membrane qui tapisse les cavités de l'organisme et qui sécrète un liquide gluant, le mucus

muscle cardiaque: muscle spécial que l'on ne trouve que dans le cœur

muscles intercostaux: petits muscles situés entre les côtes. Ils permettent à ta cage thoracique de s'élargir et de se comprimer.

nerf olfactif: nerf qui transmet les messages depuis le nez vers le cerveau

œsophage: conduit qui véhicule les aliments (partie supérieure du tube digestif)

oreillette: cavité supérieure de chaque partie du cœur

pharynx: partie supérieure de la gorge située entre la bouche et l'œsophage

plaquettes: substances en forme de disques présentes dans le sang qui jouent un rôle dans la coagulation

plasma: liquide clair et jaune dans lequel baignent les globules du sang

plèvre: membrane qui recouvre tes poumons et tapisse les parois de ta cage thoracique et de ton diaphragme

septum interventriculaire: cloison qui divise ton cœur en deux

sphygmomanomètre: appareil utilisé pour mesurer la tension artérielle

thorax: partie de ton corps limitée par les côtes, le sternum et le diaphragme, et qui loge le cœur et les poumons

tissus: groupes de cellules identiques qui s'assemblent pour remplir une fonction bien précise

trachée: conduit aérien principal qui va du larynx aux poumons

urine: liquide produit par tes reins qui contient des déchets et de l'eau

valvules: languettes présentes dans ton cœur et tes veines. Elles permettent au sang de circuler et l'empêchent de retourner en arrière.

veines: vaisseaux sanguins en forme de tubes qui ramènent le sang au cœur

ventricule: cavité inférieure de chaque partie de ton cœur

Index